Le programme de santé **Hippocrate**

Brian R. Clement

Le programme de santé **Hippocrate**

ou comment vivre sainement avec l'alimentation vivante

Traduit de l'anglais par
Diane Morin
avec la collaboration de
Céline Goudreault

Illustrations : Jeanne Corbeil

Coordonnatrice : Monica Péloquin

du Roseau

Conception graphique : Duchamp Studio

Illustrations : Jeanne Corbeil

Photos : Hippocrates Health Institute,
West Palm Beach, Florida

Photocomposition : Deval Studiolitho Inc.

Titre original : Hippocrates Health Program ;
A Proven Guide to Healthful Living
Hippocrates Publications

ISBN : 2-920083-48-1

Dépôt légal : 3e trimestre 1990
Bibliothèque nationale du Québec
Bibliothèque nationale du Canada

Distribution : Diffusion Raffin
7870, rue Fleuricourt
St-Léonard (Québec)
H1R 2L3

Avertissement

Les recommandations faites dans ce livre ont été établies d'après la formation, les expériences personnelles et la recherche de l'auteur. Puisque chaque individu et son environnement personnel sont différents, l'auteur et l'éditeur pressent le lecteur de consulter un professionnel de la santé qualifié avant de mettre en pratique une recommandation, si un doute persiste quant à sa convenance.

L'auteur n'impose pas une diète spécifique ou un programme d'exercices physiques particulier. Il croit plutôt que les renseignements présentés dans ce livre doivent être connus.

Tout changement comportant des risques, l'auteur et l'éditeur ne se portent pas responsables des effets ou des conséquences défavorables, pouvant surgir suite à l'usage d'une suggestion, d'une préparation ou d'une recommandation mentionnées dans ces pages.

Abstenez-vous de mettre ce livre en pratique si vous n'êtes pas prêt à en assumer le risque. N'hésitez pas à consulter un médecin ou un autre professionnel de la santé, qualifié pour fins de diagnostic. Obtenir une seconde opinion est un signe, non de peur, mais de sagesse.

Ce livre est dédié aux gens se
souciant du bien-être de la Terre,
aux enfants et aux admirables
créatures avec lesquelles nous
partageons cette planète.

Préface

On peut présentement observer un nouveau phénomène dans notre culture. Plusieurs d'entre nous réalisent qu'en sortant de l'ordre naturel de la vie, nous avons perdu quelque chose de précieux. Il nous est néanmoins possible de retrouver la santé véritable, en obéissant aux lois de la nature.

Depuis la parution de mon livre *Se nourrir sans faire souffrir*, j'ai rencontré une classe de gens extraordinaires, travaillant avec diligence, vers la création d'un monde sain et sensé. Je les applaudis. Leurs efforts m'encouragent énormément. Une de ces organisations est le « *Hippocrates Health Institute* ». Depuis plusieurs décennies déjà, cette institution détourne les gens des aliments dévitalisés qui détruisent la santé. J'ai accepté avec grand plaisir de contribuer à ce livre, en écrivant cette préface.

Notre culture nous a séparés de nos esprits, nous a enseigné à ne pas sentir nos corps et à ne pas répondre à nos émotions. Elle nous a distraits de l'écoute de notre sagesse innée. Elle a mécanisé, commercialisé et ridiculisé notre rencontre fondamentale avec la nature, l'action de manger, transformant cet acte en un geste meurtrier.

Meurtre des animaux dont les carcasses cuites ont été surnommées « steaks », afin d'amoindrir la nature réelle de ce qui est consommé ; meurtre de nos corps, par les conséquences désastreuses d'une alimentation surchargée de gras saturés et de cholestérol et dont la force vitale est sérieusement épuisée ; meurtre de l'environnement, victime des traitements nécessaires à la production de la diète américaine typique.

Nous avons été conditionnés à penser que nous ne sommes nourris qu'en consommant de la viande, de la volaille, des oeufs et des produits laitiers. Des études démontrent pourtant clairement que ces mêmes aliments contribuent très lourdement aux maladies coronariennes, au cancer, au diabète, aux attaques cardiaques et à d'autres maladies modernes de dégénérescence.

Nous devenons maintenant de plus en plus conscients de l'hypnose collective qui nous enseigne que consommer les carcasses cuites des animaux est la chose à faire. Nous reprenons lentement contact avec la force vitale et devenons suffisamment réceptifs pour comprendre les signaux issus de la sagesse de notre corps.

Nous recommençons à nous respecter et à célébrer la vie. Nous réalisons qu'elle est bonne lorsque nous vivons en harmonie avec ses lois.

Nous comprenons enfin que manger peut être une communion sacrée, donnant vie à l'esprit et santé au corps. L'époque où se nourrir d'une diète malsaine, cruelle pour les animaux et dévastatrice pour la survie de notre biosphère, était considéré normal, est révolue. Maintenant, les gens doivent être nourris, corps et âme, par de la nourriture vivante, cultivée sur des terres vivantes en respectant la Terre et ses créatures. Nous devons maintenant regagner notre santé en consommant des aliments légers, nourrissants et respectueux de la nature.

Grâce aux groupes comme le « *Hippocrates Health Institute* », de plus en plus de personnes s'aventurent, chaque jour, sur le chemin menant à la santé véritable, à la paix intérieure et au bonheur. Apprenant à vivre consciemment en harmonie avec la voie naturelle, nous devenons alors des êtres humains responsables.

John Robbins

Introduction

Le docteur C. Norman Shealy a affirmé dans ses écrits scientifiques, *Holos Practice Reports*, que nos lointains ancêtres se nourrissaient uniquement d'aliments crus. Ils les sélectionnaient à partir de l'odorat et du goût. Une recherche plus complète a démontré qu'un aliment naturel, cru et ingéré à l'état originel est capable de déclencher un mécanisme de satiété efficace, pour prévenir les abus alimentaires. Essentiellement, le corps a réellement été nourri et la faim a disparu.

Plusieurs indices démontrent que le corps humain a été créé pour assimiler des aliments du règne végétal et non des produits du règne animal. La denture humaine avec ses molaires aplaties et les mâchoires qui exercent une action verticale aussi bien qu'horizontale, semblent indiquer que nous ne serions pas carnivores. La voie digestive de l'homme et celle des animaux présentent également des différences évidentes. Notre tractus intestinal mesure environ trente-six pieds (onze mètres) tandis que celui d'un carnivore est beaucoup plus court pour permettre un passage de la nourriture et une élimination des déchets nettement plus rapides. Cette distinction entre l'homme et l'animal est soutenue par la différence qui existe entre les sécrétions d'acide chlorhydrique nécessaires pour digérer les protéines.

Il est difficile de nier que notre alimentation n'est plus conforme à l'ordre naturel de la vie. Pour aggraver davantage ce scénario, les agriculteurs et l'industrie de l'alimentation ont créé un véritable cauchemar chimique dans notre nourriture et dans notre environnement, en synthétisant plus de trois mille additifs différents depuis le siècle dernier. Ceux-ci se sont infiltrés dans notre alimentation, déjà synthétisée, trop cuite et dénaturée. Elle peut même avoir été irradiée avant qu'on y ajoute des additifs et des préservatifs, et qu'on l'emballe. Nos corps ont énormément de difficultés à reconnaître et à assimiler ce que nous mangeons. La plupart de ces aliments ne peuvent pas en régénérer les cellules.

L'épandage intensif de pesticides est chose courante dans l'industrie agricole. John Robbins dévoile dans *Se nourrir sans faire souffrir* des renseignements choquants, voire troublants, sur l'empoisonnement de notre planète. Son excellent livre devrait tous nous alarmer, car l'utilisation accélérée de poisons chimiques est de la folie furieuse. Dans un de ses chapitres, il écrit :

> « Nous produisons, aujourd'hui, des pesticides à un rythme 13 000 fois plus rapide qu'il y a à peine trente-cinq ans. Notre environnement et notre chaîne alimentaire sont envahis par une avalanche de pesticides. Nous produisons maintenant en quelques heures, ce qui nécessitait six ans, il y a trente ans.
>
> « Il nous est très difficile d'imaginer le pouvoir destructeur de ces substances. Les pesticides sont des produits chimiques extraordinairement concentrés et puissants. À l'origine, certains d'entre eux ont même été développés pour tuer des êtres humains. Le phosgène, présentement utilisé dans la production d'herbicides et d'insecticides chimiques, fut initialement développé comme arme chimique et fut responsable de la majorité des décès par empoisonnement au gaz, pendant la Première Guerre mondiale. »

De plus en plus, l'énergie qui devrait aider à la guérison et à la régénération de nos corps sert principalement à l'élimination des déchets. La plupart des maladies peuvent être directement reliées aux assauts répétés de notre monde pollué sur nos systèmes immunitaires affaiblis. Notre culture se satisfait de l'illusion de la santé. Nous pensons peut-être que nous mangeons sainement, mais nous nous leurrons si nous croyons que des suppléments pourront combler certaines déficiences. Le repas habituel est, en grande partie, dénaturé et cuit. Il est composé d'aliments morts, complètement déficients en enzymes, l'essence même de la vie. Une telle alimentation ne nourrit nos corps qu'au minimum. Par conséquent, les effets de la malnutrition se font sentir. Notre système immunitaire, notre métabolisme et nos glandes s'épuisent. Ils cessent de fonctionner adéquatement. Les sous-produits toxiques et les déchets, provenant de la consommation d'aliments chargés de produits chimiques, s'accumulent dans l'organisme. L'excès de gras obstrue les artères et les veines. Une consommation excessive de protéines peut même causer la formation de tumeurs et de pierres ou contribuer à l'énorme problème de l'obésité.

Cette description lugubre pourrait être déconcertante. Toutefois, des changements encourageants sont de plus en plus visibles. Les gens réalisent enfin qu'il est possible de recouvrer la santé en changeant leur style de vie et en assumant la responsabilité de leur bien-être personnel. La vie provient de la vie. Donc, pour avoir un corps vivant, consommez des aliments vivants.

Notre programme s'appuie sur la notion selon laquelle les éléments suivants sont indispensables pour atteindre un niveau de santé optimal.

1. La chlorophylle de l'herbe de blé est pratiquement identique à celle qui provient de toutes les plantes vertes, riches en substances

nutritives. Cette plante est réellement étonnante. Elle contient beaucoup de protéines, de vitamines, de minéraux et, plus important encore, de l'oxygène. Elle devrait être utilisée tout au long de la vie.

2. Les germes et les pousses sont essentiels à la santé. Ils fournissent une nourriture abondante, facile à digérer.
3. Les jus frais alcalins consommés à chaque jour sont nécessaires afin d'inverser le processus d'acidification et de rééquilibrer le pH sanguin. Ils nous fournissent une gamme complète d'éléments nutritifs.
4. Les légumes en abondance et les fruits en quantité raisonnable devraient être utilisés, pour assurer un programme de régénération judicieux qui offre une protection naturelle contre notre environnement pollué.
5. Le soleil est la source première d'énergie pour toute vie sur terre. Il renforce notre système immunitaire.
6. L'air et l'eau sont essentiels à notre survie.
7. L'exercice physique est primordial et peut même accélérer de 40 à 50 % les processus de guérison et de régénération.
8. Une digestion efficace et la propreté interne forment une base essentielle pour redonner la santé. Des combinaisons alimentaires justes, un usage régulier de jeûnes à base de jus de légumes et de techniques d'assainissement du côlon, ne doivent pas être négligés

puisqu'ils font partie des facteurs nécessaires, pour jouir d'une longue vie en santé.

9. Seuls, les suppléments provenant d'aliments complets, comme les algues, les herbes, le pollen, etc. et non ceux extraits ou fabriqués synthétiquement en laboratoire, peuvent être utilisés comme compléments. Toutefois, ils ne peuvent pas remplacer les repas sains.

10. Il est important de considérer que le corps, la pensée et l'esprit forment un tout. Comprendre l'impact du mental sur les émotions et sur le corps démontre clairement le lien réel existant entre le corps et la pensée. On ne peut nier l'importance d'une attitude positive lorsqu'on désire la pleine forme.

À ce point tournant de notre évolution, certains choix audacieux sont de mise. Ce n'est pas la fin du monde, mais plutôt le début d'une nouvelle ère stimulante. Ceux qui auront acquis suffisamment de maturité pour reconnaître leur responsabilité individuelle face à eux-mêmes, à leur planète et à leur univers réussiront et prospéreront durant ces changements draconiens. Notre expérience de plus de trente ans dans le domaine de la santé, nous a enseigné que l'individu responsable peut et va prospérer pendant cette ère.

Le seul fait constant est que tout change continuellement. Pour cette raison, il devient impossible de classer les gens dans des catégories définitives. Seule la liberté totale peut nourrir notre potentiel illimité de croissance et de développement, dans tous les domaines de notre vie. L'expérience apporte énormément au débutant comme à l'expert. Nos erreurs sont souvent les outils les plus efficaces qui nous motivent à effectuer les changements nécessaires. L'expérience nous enseigne à faire des choix sages, à peser les conséquences de nos actes et à savourer le succès résultant de notre bon jugement.

Nos concepts ne sont pas des fantasmes et notre vision d'un monde parfait ne réside pas dans un nirvana imaginaire. Ils sont à notre portée si nous nous abandonnons à l'énergie abondante que la vie met à notre disposition.

Brian R. Clement

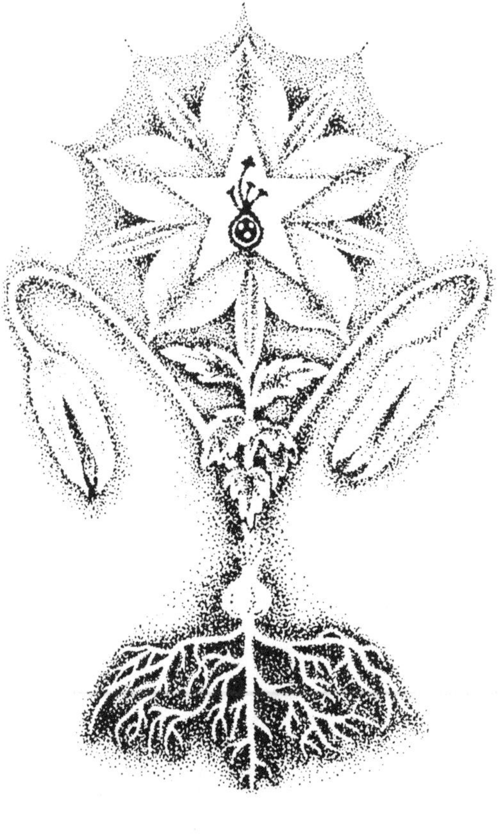

1
Quel effet a notre alimentation sur notre vie?

Une question d'orientation et d'innovations

Le « *Hippocrates Health Institute* » a originellement été fondé par Ann Wigmore, en 1957. Viktoras Kulvinskas en est, par la suite, devenu le cofondateur. Dès le début, le concept de l'Institut reposait sur la certitude que le corps humain est un organisme capable de se guérir et de se régénérer par lui-même, si les outils nécessaires et un environnement favorable sont disponibles. Sa raison d'être était l'étude et l'application des données recueillies pour aider à la remise en condition du corps jusqu'à l'obtention de la santé optimale. L'usage d'aliments riches en enzymes, de l'herbe de blé, de pousses et de jus frais alcalins permet de désintoxiquer le corps et d'accélérer l'élimination des déchets. L'exercice physique, une attitude positive et une foi immuable en la victoire de ce qui est bon, vinrent par la suite s'ajouter à ce programme.

Ces principes puissants, fondés sur un profond respect de toutes les espèces vivantes, ne résultent pas de notre seule expérience. Les efforts de certains pionniers, tel le docteur Edmond Bordeaux Szekely, ont servi de point de départ à d'autres chercheurs. Il a redécouvert ces vérités, suite à son étude des anciennes civilisations. Il les incorpora alors dans ses propres enseignements. Les docteurs Christine Nolfi, Norman Walker et Herbert Shelton, ainsi que plusieurs autres, sont aussi dignes d'une mention d'honneur. Les professionnels de la santé bénéficient de plus en plus de l'influence et du dévouement de Ann Wigmore, de Viktoras Kulvinskas et de tous les autres pionniers de ce domaine. Nous sommes les premiers à reconnaître qu'il n'existe aucune réponse absolue. Nous avons simplement tenté de décrire l'ensemble des connaissances de base que nous avons acquises tout au long de notre vaste expérience.

Comment nous avons dévié

Dans notre culture actuelle, il est facile de constater que nous ne vivons plus raisonnablement. Notre façon de manger le démontre clairement : nos repas, pour la plupart, se composent d'aliments instantanés. Ceux-ci semblent peut-être répondre à nos besoins nutritifs, mais la réalité est tout autre. La plupart de ces aliments contiennent des ingrédients très néfastes. La crème glacée* offre un très bon exemple pour illustrer cette situation.

---

* En aucun cas, nous ne recommandons de consommer la crème glacée maison ou celle disponible en magasin.

Anciennement, la crème glacée était une friandise maison faite à partir d'oeufs entiers, de lait, de crème et de sucre. Elle était servie lors d'occasions spéciales, uniquement. Dans l'ère synthétique actuelle, la loi n'oblige pas les manufacturiers à énumérer les additifs qu'ils utilisent. Ils ont transformé cette « friandise » en un véritable poison. En conséquence, la plupart des crèmes glacées commerciales contiennent des ingrédients assez surprenants. Jugez-en par vous-même :

ÉTHYLÈNE GLYCOL : Ce produit chimique de qualité inférieure est utilisé comme agent émulsif à la place des oeufs. C'est aussi un ingrédient présent dans les solvants à peinture et dans l'antigel.

PIPÉRONAL : Ce produit chimique, remplaçant l'essence de vanille, est aussi utilisé pour tuer les poux.

ALDÉHYDE C 17 : Utilisé pour imiter la saveur de cerise, c'est aussi un liquide inflammable que l'on retrouve dans les teintures à base d'aniline, les plastiques et les caoutchoucs.

ACÉTATE ÉTHYLIQUE : Utilisé comme essence d'ananas, c'est aussi un nettoyeur pour le cuir. Il a été prouvé que ses vapeurs causent des dommages chroniques aux organes.

ALDÉHYDE BUTYLIQUE : Utilisé dans la crème glacée à saveur d'érable, c'est aussi un ingrédient de la colle à caoutchouc.

ACÉTATE ACRYLIQUE : Utilisé comme saveur de banane, c'est aussi un solvant à peinture.

ACÉTATE BENZYLIQUE : Utilisé comme saveur de fraise, c'est aussi un solvant pour le nitrate.

Pourquoi manger des aliments vivants et crus : les bases d'une saine alimentation

Le charme de nos illusions a été rompu. Nous devons maintenant retourner à une nourriture naturelle et éliminer tous les produits chimiques de notre alimentation. Plusieurs anciennes civilisations suivaient les voies de la nature. Elles connaissaient l'importance de manger des aliments vivants, naturels et crus, lesquels composaient l'essentiel de leur nourriture. Cette alimentation comprend fondamentalement des légumes et des fruits crus, des germes, des pousses cultivées sur des plateaux, des jus alcalins et une consommation modérée d'aliments déshydratés et fermentés.

Nous expliquerons plus loin, la valeur supérieure des aliments vivants et crus. Une mise au point s'impose ici, afin d'expliquer pourquoi nous devons éviter de faire cuire notre nourriture. Durant ce procédé apparemment inoffensif, des enzymes vitales sont détruites, les protéines se coagulent et deviennent très difficiles à assimiler. De plus, les vitamines sont en grande partie éliminées et leurs résidus forment de nouvelles structures difficiles à utiliser ; les pesticides se restructurent en des composés encore plus toxiques, l'oxygène (indispensable à la vie) est perdue et des radicaux libres se forment. Selon Viktoras Kulvinskas, la perte en éléments nutritifs peut s'élever jusqu'à 80 % et même plus, dans certains cas. D'autres études suggèrent que les protéines cuites (coagulées) ont 50 % moins de chances d'être utilisées par le corps, car elles ne sont plus combinées avec les enzymes ; celles-ci ont été détruites lors de la cuisson.

Les aliments cuits constituent un danger réel pour notre système immunitaire, déjà affaibli par le stress de l'environnement actuel. Les individus deviennent alors beaucoup plus vulnérables à une variété de maladies. Faire cuire un aliment à une température élevée (légèrement en-dessous de 200°F/100°C) provoque une réponse pathogène dans l'organisme, la leucocytose : les globules blancs du sang (leucocytes) digèrent la nourriture de la même façon qu'ils procéderaient avec un corps étranger. Au siècle dernier, on croyait que cela faisait partie du processus normal de la digestion. En 1930, le docteur Paul Kouchakoff a découvert l'absence de ce phénomène lors de la consommation d'aliments crus. Il a aussi conclu que la transformation chimique d'un aliment, avant la cuisson, augmente dramatiquement cette réponse pathogène.

Il est également important de noter que les aliments cuits sont totalement dépourvus d'enzymes vitales. Le docteur Edward Howell, l'un des pionniers dans ce domaine, affirme que l'activité enzymatique active la vie. Selon lui, plus de 100 000 enzymes différentes sont actives dans le corps. Dans la conclusion de sa recherche, il démontre le lien entre la santé d'un individu et le taux d'enzymes présentes dans son organisme. Privés de ces enzymes détruites lors de la cuisson, nos aliments perdent leur vitalité. Un corps jeune peut être capable de fournir les enzymes nécessaires à la digestion des aliments cuits. Cette capacité diminue avec le temps, causant l'indigestion et la constipation chez les personnes plus âgées. Le vieillissement est une raison supplémentaire de consommer, en grande partie, des aliments vivants.

Une alimentation composée majoritairement d'aliments vivants et crus est riche en oxygène, en vitamines, en minéraux, en protéines complètes hautement assimilables et très élevée en fibres et en enzymes. Le corps répond très favorablement aux propriétés alcalines de ces aliments. Il est important de souligner que les aliments vivants, comme les germes, croissent encore lorsqu'on les mange. L'activité bioélectrique de ces aliments est à son maximum et elle donne au corps une vitalité plus subtile. La photographie Kirlian a même démontré que l'énergie électrique entourant un plateau d'herbe de blé est telle qu'une personne se trouvant dans la même pièce constatera une nette amélioration de son niveau d'énergie, par une augmentation de la quantité d'ions négatifs, bénéfiques à l'organisme humain.

On doit aussi considérer que ces aliments sont riches en oxygène. Des études de plus en plus nombreuses démontrent qu'un corps déficient en oxygène est davantage sujet à la maladie et à la mort. Une bonne oxygénation du sang est essentielle si l'on veut nourrir adéquatement toutes les cellules du corps. L'alimentation vivante assure un approvisionnement constant d'oxygène et le corps en retire d'innombrables bénéfices. En résumé, seuls les aliments vivants et crus renferment les propriétés alcalines nécessaires, pour inverser le processus d'acidification (vieillesse, maladie et mort), résultant de la consommation d'aliments transformés et cuits.

Ces simples vérités nous permettent de voir à quel point il est facile de rétablir l'harmonie du corps, en consommant des aliments vivants, frais et crus. Ceux-ci nourrissent, purifient et alcalinisent le corps par l'action conjointe de leurs composés nutritifs, des vitamines, des minéraux, des acides aminés (protéines prédigérées), des liquides, des hydrates de carbone complexes, des fibres et, plus spécifiquement, des enzymes.

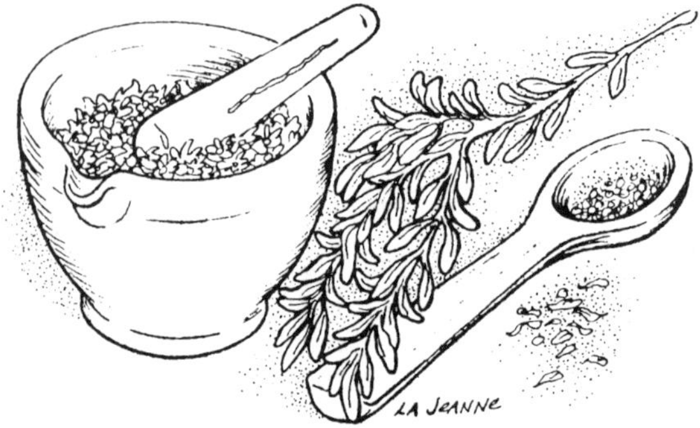
LA JEANNE

2

La réapparition d'une ancienne vérité

Une nutrition hautement améliorée avec les germes et les pousses

Notre travail à l'Institut nous a permis d'établir une nouvelle relation entre la nourriture et la vie. Suite à nos observations, l'usage que nous faisions des aliments vivants et crus a évolué en une nouvelle façon de vivre et de manger. Cette relation n'est pourtant pas un concept nouveau ou différent. Il s'agit plutôt d'une ancienne vérité refaisant surface. Voici les clés de ce système : la consommation de germes et de pousses, l'usage d'herbes et de légumes verts feuillus, l'importance des jus et l'utilisation judicieuse de quelques aliments déshydratés ou fermentés.

Plusieurs cultures ancestrales connaissaient la valeur additionnelle obtenue lorsqu'elles faisaient germer et pousser les céréales, les graines, les légumineuses et les noix. L'usage des germes et des pousses comme aliments et comme remèdes remonte bien avant l'époque de la Grande Muraille de Chine. Leurs archives en font mention. De plus en plus de données sont maintenant disponibles sur l'étonnante valeur nutritive obtenue lors de la germination. Dans une étude, le docteur Jeffrey Bland, professeur et biochimiste à l'université de Puget Sound, dans l'état de Washington, a démontré que six tasses (1,5 l) de lentilles germées contiennent l'équivalent de l'apport quotidien recommandé de protéines (environ 60 grammes). Elles ont aussi l'avantage d'être complètement digestibles. Il a alors conclu qu'elles pouvaient fournir une partie importante des protéines requises à chaque jour, de façon saine et économique.

C'est dans les germes et les pousses que l'on retrouve la concentration la plus importante en vitamines, minéraux chélatés, enzymes et acides aminés (protéines prédigérées). Ils contiennent aussi beaucoup d'énergie bioélectrique, qui augmente la charge électrique de l'organisme humain, donnant plus de vie à l'individu. À poids égal, les lentilles et autres haricots germés contiennent une quantité de protéines équivalente à la viande rouge, sous une forme complètement assimilable sans le gras, le cholestérol, les hormones et les antibiotiques contenus dans la majorité des viandes disponibles sur le marché.

Il est maintenant nécessaire d'examiner et d'expliquer pourquoi cela se produit. Lorsqu'on fait tremper des graines, des céréales, des légumineuses et des noix pendant un certain temps, l'eau enlève certains des inhibiteurs d'enzymes, lesquels protègent la graine contre les bactéries pendant sa période latente. Ce processus est celui de la germination. Les graines trempées se digèrent plus facilement. Durant ce processus, la graine éclot à la vie et devient plus disponible pour combler nos besoins nutritifs. Les inhibiteurs d'enzymes, les insecticides naturels, les oxalates, etc., présents dans chaque graine, noix ou céréale, sont éliminés et la prédigestion commence. Plus précisément, les amidons sont convertis en sucres simples ; les protéines, en acides aminés ; les graisses, en acides gras hydrosolubles et certaines vitamines sont créées. La germination est le processus employé à l'Institut, pour faire plusieurs des sauces à base de graines et de noix. C'est aussi la première étape nécessaire à la formation des pousses.

Les pousses prolongent ce processus initial vers une nouvelle phase qui résulte en une variété d'aliments vivants, comme les pousses de tournesol et de sarrasin. Plus loin, nous expliquons en détail comment cultiver ces pousses sur des plateaux. Plusieurs autres germes sont mangés avant l'apparition des feuilles.

En plus d'offrir de nombreux avantages au corps, ces processus peuvent même apporter une solution aux problèmes de famine présents dans le monde. Les graines, les haricots et les céréales sont au départ économiques, abondants et très nourrissants. La germination les rend encore plus sains. Cela permettrait de combattre très efficacement les déficiences alimentaires, causées par une nourriture incapable de répondre adéquatement aux besoins nutritifs de l'organisme humain.

À l'Institut, nos recherches nous ont permis de conclure que, même s'il est possible de faire germer une grande variété de graines, certaines sont capables de remplir plus efficacement des fonctions spécifiques dans le corps. Dans le tableau condensé qui suit, on peut constater que les groupes 1 et 2 servent à la purification et à la reconstruction du corps, pendant que les groupes 3 et 4 fournissent le maximum d'énergie et d'endurance, raison pour laquelle on les a surnommés avec humour, « les pousses qui ont du muscle ». Le groupe 5 sert à la reminéralisation du corps, car le contenu en minéraux de ces haricots est très élevé. Il est nécessaire qu'ils germent à la noirceur totale afin d'obtenir cet effet vital. Le groupe 6 forme une famille unique en son genre. Ces germes ont des propriétés curatives très douces, contrairement à l'herbe de blé et aux pousses de tournesol et de sarrasin dont l'effet est beaucoup plus puissant. Chacun de ces groupes a une qualité tout à fait unique à vous offrir et vous devriez les inclure dans votre choix alimentaire quotidien. En plus d'être très économiques, pratiques et de généreux donneurs de vie, les germes et les pousses constituent aussi des aliments parfaits pour notre environnement. Ils sont réellement la nourriture des générations de l'avenir.

Groupe	Genre de graine ou de céréale	Pourcentage en chlorophylle	Bienfaits
1	Herbe de blé et pousses sur plateaux	55 à 70 % de chlorophylle à l'état naturel	Purification et reconstruction
2	Luzerne, trèfle, radis, chou, daikon, chia, brocoli, etc.	30 % de chlorophylle	Purification et reconstruction
3	Céréales : blé, avoine, seigle, orge, sarrasin, etc.	5 à 10 % de chlorophylle	Donneurs d'énergie
4	Haricots : pinto, rouges, blancs et petits haricots blancs	Peu ou pas de chlorophylle	Donneurs d'énergie
5	Haricots mungo et azuki	0 % de chlorophylle (germés à la noirceur)	Source importante de minéraux
6	Fenugrec	30 % de chlorophylle (oléagineux)	Pour améliorer la digestion et l'élimination

Les verdures sur plateau

Les pousses de tournesol et de sarrasin font aussi partie intégrante de notre programme. Nous faisons d'abord germer les graines et nous les semons ensuite sur des plateaux semblables à ceux que nous utilisons pour obtenir l'herbe de blé. C'est réellement du jardinage intérieur. Tout comme l'herbe de blé, ces pousses constituent une excellente source de chlorophylle et d'élément nutritifs. Elles composent, à l'Institut, une partie très importante de l'alimentation vivante. Nous les mangeons en salades, peu de temps après leur récolte et nous en extrayons des « breuvages verts » que nous buvons deux fois par jour, à l'intérieur de notre programme. Un breuvage vert comprend une variété de jus de légumes dont au moins 50 % proviennent de pousses vertes. En plus de rétablir l'équilibre alcalin de l'organisme, ces jus lui fournissent, sur-le-champ, une gamme complète d'éléments nutritifs de la plus haute qualité. En vérité, il n'est pas exagéré d'affirmer qu'on ne pratique tout simplement pas l'alimentation du programme Hippocrate si l'on ne consomme pas au moins deux de ces breuvages chaque jour.

Les pousses et l'herbe de blé sont économiques et faciles à cultiver. Pour débuter, vous avez simplement besoin de terre à jardin, organique de préférence, mélangée à 50 % de mousse de tourbe. Ces produits sont disponibles chez tous les pépiniéristes. Avec le temps, vous obtiendrez un compost de la plus haute qualité à partir des treillis de racines qui vous restent après chaque récolte et vous pourrez ainsi enrichir continuellement votre sol. Bien plus, cette action sera votre contribution à un programme de régénération des sols, car vous retournerez à la terre et recyclerez ce qui lui a été enlevé.

Pour contenir la terre, nous recommandons des plateaux de cafétéria mesurant 14 pouces sur 18 pouces (36 cm sur 46 cm) que vous trouverez dans les magasins de fournitures pour restaurants. Vous aurez besoin de deux plateaux à la fois : le premier pour contenir la terre et les graines, le second servant de couvercle afin de garder l'humidité. Vous aurez besoin d'un ensemble de seize plateaux si vous désirez récolter un plateau d'herbe de blé, chaque jour. Pour les pousses, vos besoins détermineront le nombre de contenants que vous devrez utiliser. L'expérience vous permettra de trouver le nombre exact qui vous convient.

Un contenant à déchets vide devrait suffire pour emmagasiner le mélange de terre et de mousse de tourbe. Un contenant similaire autour duquel vous aurez percé des trous à tous les quatre pouces (10 cm) pour la circulation d'air, sera nécessaire si vous prévoyez composter les treillis de racines. Vous trouverez plus loin, les renseignements sur le compostage.

Pour cultiver l'herbe de blé, faites premièrement tremper une tasse (250 ml) de graines de blé dur entier (de préférence biologique) pendant environ douze heures. Jetez l'eau de trempage et rincez bien. Faites ensuite germer pendant douze heures, en inclinant le récipient vers le bas. Un égouttoir est idéal. Rincez au moins deux fois par jour lorsqu'il fait chaud, afin que les graines ne sèchent pas. Étendez ensuite une couche de terre d'une épaisseur d'un pouce (2,5 cm) dans le plateau, en prenant bien soin de laisser un canal d'évacuation de l'eau autour du cabaret. Étendez les graines uniformément de façon à bien couvrir la terre, en prenant soin de dégager le canal d'évacuation. Les graines doivent se toucher, sans pour autant s'empiler les unes sur les autres. Arrosez ensuite, sans utiliser trop d'eau. S'il y a de l'eau dans le canal d'évacuation, c'est signe que vous avez trop arrosé. Couvrez et mettez de côté pendant trois jours ou jusqu'à ce que les pousses soulèvent le couvercle. Découvrez ensuite, arrosez bien et placez les plateaux sous un éclairage indirect. Ne les étalez pas directement à la lumière du soleil, car ils seraient exposés à trop de rayons ultra-violets. Ceux-ci réduisent les liquides contenus dans l'herbe et la rendent plus fibreuse. Arrosez deux fois par jour, tout le long du canal d'évacuation de l'eau. Dépendant de la température et du climat, vos plantes devraient être prêtes dans sept jours environ.

Procédez de la même façon, pour faire pousser le tournesol et le sarrasin. Lorsque vous achetez vos graines, assurez-vous qu'elles sont dans leurs écailles et, de préférence, biologiques. Pour chaque plateau, faites tremper 1½ tasse (375 ml) de graines de tournesol et ¾ de tasse (175 ml) de graines de sarrasin sèches dans des contenants remplis d'eau. Vous aurez besoin d'un litre (4 tasses) d'eau pour le tournesol et d'un demi-litre (2 tasses) pour le sarrasin. Faites tremper pendant huit heures. Égouttez et rincez ensuite les graines. Laissez-les germer de huit à douze heures. Plantez-les de la même façon que les graines de blé, à une exception près. Les graines doivent être plantées plus densément, car les réseaux de racines que ces pousses forment ne sont pas aussi forts. De cette façon, elles peuvent se supporter lorsqu'elles croissent.

Voici maintenant comment composter la terre qui reste dans les plateaux, après la récolte. Défaites les treillis de racines et placez-les dans une poubelle à déchets en plastique où vous aurez au préalable percé des trous à tous les quatre pouces (10 cm). Continuez à ajouter des couches de treillis alternées avec les restes de légumes de la cuisine. La pulpe provenant de l'extracteur à jus est excellente pour cet usage. Continuez ainsi jusqu'à ce que le contenant soit plein. Gardez-le couvert pour conserver l'humidité. Trois mois plus tard, la terre devrait être prête pour la plantation. Afin d'améliorer la rétention d'humidité, il est fortement recommandé d'y ajouter 25 % de mousse de tourbe.

Comment faire germer

Faire germer et pousser une graine, une noix, une légumineuse ou une céréale est un procédé très simple. En gros, tout ce dont vous avez besoin se résume à ceci : une jarre, quelques graines et de l'eau. Pour les sauces, etc., vous n'avez qu'à faire tremper les graines ou les noix dans l'eau la plus pure possible, pendant le nombre d'heures requis. Ensuite, rincez bien afin

Comment planter l'herbe de blé

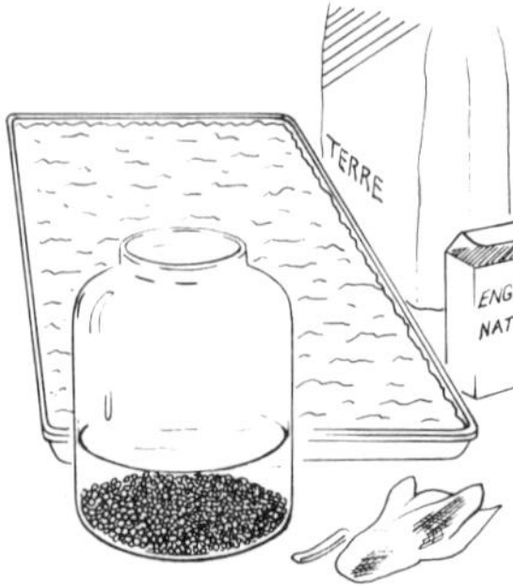

1. Faites tremper 1 tasse (250 ml) de graines de blé dur pendant 12 heures. Égouttez et rincez. Laissez germer dans une jarre inclinée vers le bas pendant 1 à 2 jours selon le climat.

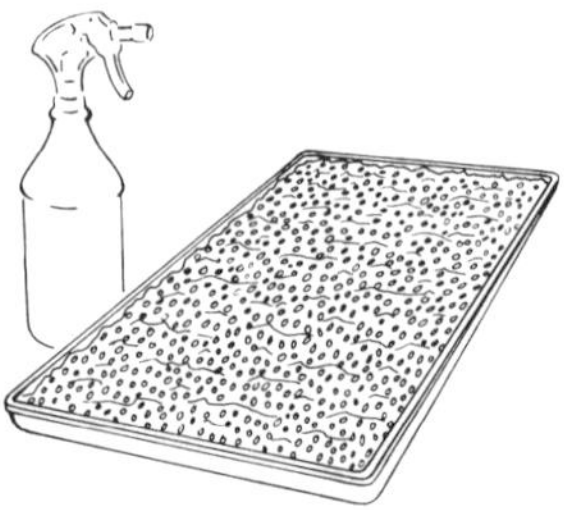

2. Étendez les graines sur un plateau rempli avec 1 pouce (2,5 cm) de terre. Arrosez sans utiliser trop d'eau.

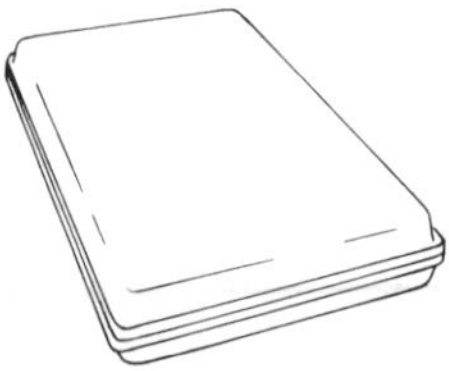

3. Recouvrez avec un autre plateau pour éviter que les graines sèchent.

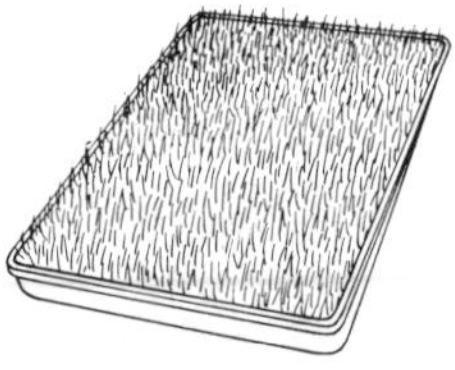

4. Découvrez et placez le plateau sous un éclairage indirect.

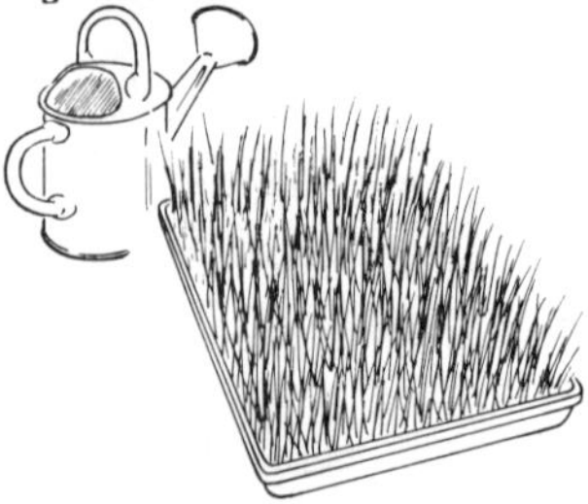

5. Arrosez une fois par jour.

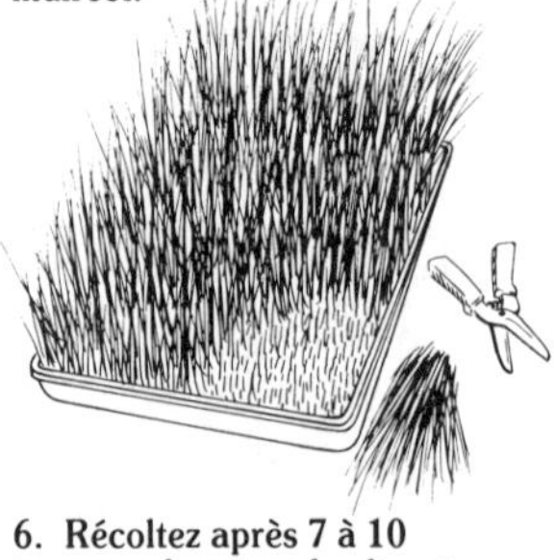

6. Récoltez après 7 à 10 jours, en fonction du climat.

d'éliminer les inhibiteurs d'enzymes, avant de préparer les sauces, les laits de graines, etc. Les noix et les graines sont alors prêtes pour la préparation de sauces succulentes et de pains de noix délicieux. Vous pouvez trouver la technique pour les apprêter, dans certains livres de recettes spécialisés.

Quelques étapes additionnelles sont nécessaires au déroulement complet de la germination. La période de trempage varie en fonction de la dimension de la graine. Faites tremper les petites graines comme la luzerne, le radis, le trèfle rouge, le sésame, le chou et la moutarde pendant quatre à six heures. Les graines un peu plus grosses comme le blé, l'orge, le fenugrec, le sarrasin et le tournesol doivent être trempées de six à huit heures. Les noix et les haricots comme les amandes, les avelines, les noix du Brésil, les haricots pinto et les pois chiches ont besoin de dix à douze heures de trempage, car ils sont plus gros. Le climat, la saison et la température jouent toutefois un rôle très important. La période de trempage est plus courte dans un climat plus chaud. Les molécules qui forment la graine sont alors moins denses, ce qui permet à l'eau de pénétrer jusqu'au centre de la cellule plus rapidement. Nous désirons aussi vous rappeler que les haricots mungo et azuki doivent être germés à la noirceur afin de recréer leur environnement naturel. Ils peuvent alors réaliser leur plein potentiel pour aider à la reminéralisation du corps.

Pour commencer, vous avez besoin de jarres avec ouvertures larges, de quelques carrés de moustiquaire en plastique, d'une bande élastique pour maintenir le moustiquaire sur l'ouverture de la jarre et de graines biologiques, si possible. Un appareil automatique est recommandé aux personnes qui doivent s'absenter à chaque jour. Certains sacs sont aussi disponibles pour faire germer les graines lors de déplacements.

Mettez la quantité appropriée de graines dans la jarre. Versez de l'eau pure en quantité suffisante sur les graines (voir les illustrations en page 43). Recouvrez le bocal d'une toile moustiquaire, retenue par une bande élastique. Laissez tremper pendant le nombre d'heures recommandé. Videz l'eau de trempage et rincez abondamment sous le robinet avec de l'eau fraîche mais pas trop froide. L'eau du robinet convient pour le rinçage. Inclinez la jarre à 45° sur un égouttoir, en plaçant l'ouverture vers le bas. Assurez-vous que les graines sont réparties le long des parois, afin de permettre à l'eau de s'égoutter et à l'air de circuler. Rincez matin et soir, afin d'éviter que les graines sèchent. Il est important de les garder humides, au chaud et bien égouttées. La température idéale devrait se situer aux environs de 70°F (19°C). Dans les climats plus chauds, les germes poussent plus vite. Il y a donc plus de risques de les gâter. Pour cette raison, rincez-les plus souvent en été ou dans les régions dont le climat est plus chaud.

Lorsque les germes sont prêts, vous pouvez alors enlever les téguments dans le cas de la luzerne, du fenugrec, du chou, du radis, des haricots mungo et azuki. Les céréales, les graines de tournesol décortiquées, les graines de

Comment faire germer les graines, les noix et les légumineuses

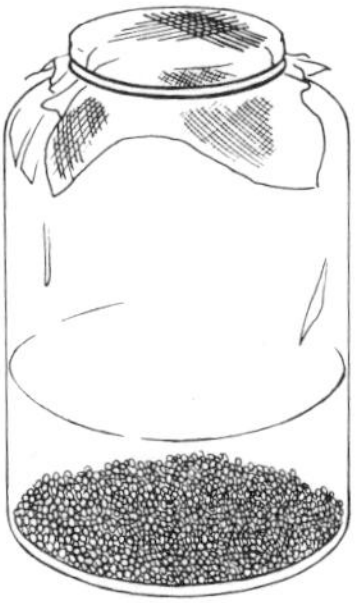

1. Faites tremper les graines dans de l'eau distillée.

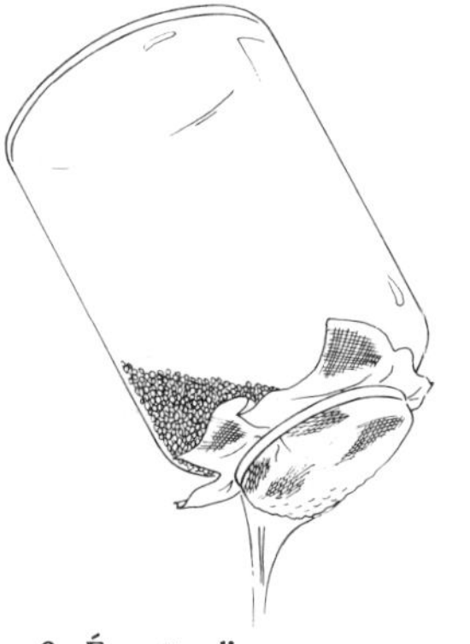

2. Égouttez l'eau.

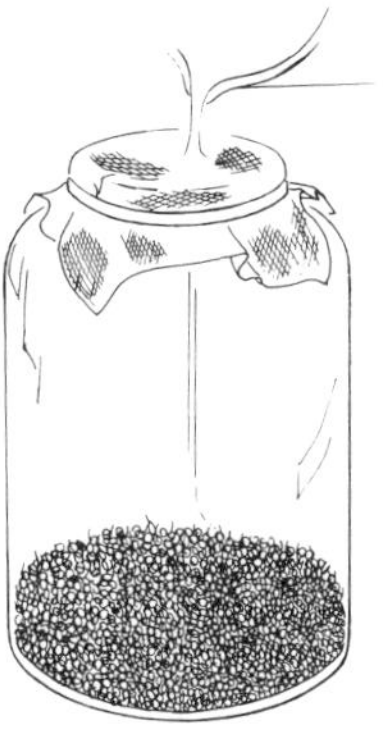

3. Rincez bien.

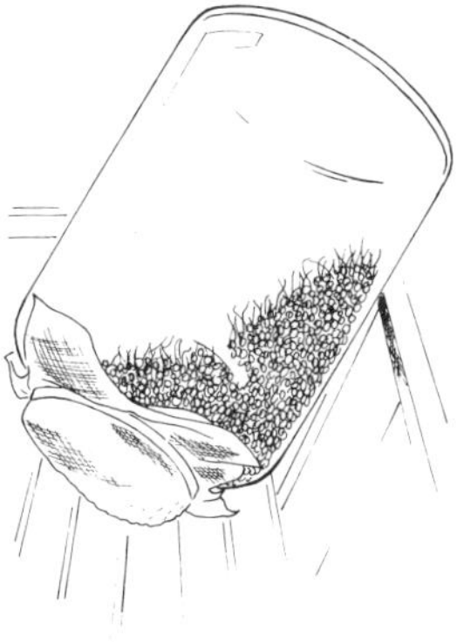

4. Renversez la jarre et rincez deux fois par jour, afin de garder les graines humides.

Lorsque les germes ont atteint la longueur désirée, places un couvercle sur l'ouverture de la jarre et réfrigérez. Les germes se conservent environ une semaine.

sésame, les lentilles et les pois chiches peuvent être consommés directement. Pour enlever les téguments, placez les germes dans l'évier ou dans un grand récipient rempli d'eau. Agitez doucement les germes pour détacher les téguments et écartez ces derniers. Retirez ensuite lentement les germes de l'eau, afin de ne pas déranger les téguments flottant à la surface ou reposant au fond. Mettez les germes dans une passoire pour que l'eau puisse s'égoutter. Ils sont maintenant prêts à manger. Les germes se conservent au réfrigérateur jusqu'à une semaine. Leur contenu en vitamines est cependant plus élevé s'ils sont consommés rapidement.

Veuillez noter que les petites graines comme la luzerne augmentent considérablement en poids et en volume après la germination. N'emplissez donc pas trop la jarre. Ces germes peuvent aussi être placés sous un éclairage direct, pendant deux à trois jours, afin de permettre la formation de chlorophylle.

L'herbe de blé : le miracle vert

Un autre facteur a contribué au succès du programme Hippocrate depuis ses tout débuts : l'herbe de blé. On reconnaît maintenant les propriétés de guérison et de régénération, de cet aliment miracle. Cette vérité n'est pas un nouveau concept. Il y a plus de 50 millions d'années, l'apparition des herbes a causé une réorganisation majeure du règne animal et ceux qui ont réussi à utiliser les qualités nutritives des herbes ont prospéré. Nous sommes, par contre, incapables de consommer ces fibres en quantités importantes. Des études ont toutefois démontré que le jus que l'on en extrait, la chlorophylle, est un excellent remède naturel.

Le jus d'herbe de blé s'avère une des sources les plus riches en vitamines A, C et E. Il contient, en abondance, tous les minéraux connus comme le calcium, le phosphore, le fer, le soufre, le sodium, le cobalt et le zinc. La recherche a récemment constaté que l'herbe de blé est exceptionnellement riche en vitamines du complexe B et, surtout, de la vitamine B-17 (aussi connue sous le nom de laetrile). L'herbe de blé contient environ 70 % de chlorophylle, la substance considérée comme agent de guérison par excellence. La chlorophylle produit un environnement défavorable à la croissance des bactéries dans le corps et aide à l'élimination des poisons que l'organisme a emmagasinés au cours des ans. Elle permet aussi de purifier le foie et de reconstruire le système circulatoire. Elle favorise une bonne digestion et aide à stabiliser le taux de sucre dans le sang.

Le jus d'herbe de blé est un purificateur très puissant. Il est fort possible que certaines personnes éprouvent de la nausée après en avoir consommé. Ceci est simplement une réaction à la présence de poisons relâchés dans l'organisme. Débutez avec une petite quantité (environ une once/30 ml) et augmentez graduellement jusqu'à quatre onces (125 ml) par jour. Le jus d'herbe de blé fait aussi partie d'un bon programme d'assainissement du côlon. On l'introduit directement dans l'intestin. Vous trouverez plus loin les instructions pour appliquer cette technique.

Ce jus est très instable et se dégrade rapidement. Il est fortement recommandé de l'utiliser immédiatement après l'avoir extrait ou en deçà de dix minutes. L'herbe coupée se conserve au réfrigérateur, dans des contenants de plastique (sacs, etc.) pendant environ une semaine. Si vous désirez congeler le jus d'herbe de blé, procédez immédiatement après l'avoir extrait, sans quoi il deviendra inefficace. Lorsqu'il est congelé tout de suite après l'extraction, il se conservera environ quatre mois. Toutefois, il est recommandé alors de doubler la quantité de jus, car la congélation altère une partie des nutriments.

La valeur des jus

Les jus frais sont une autre clé pour mettre en pratique le programme Hippocrate. Les jus extraits à partir de légumes, de quelques fruits, de germes et de pousses nous permettent de recevoir tous les bienfaits de leurs qualités nutritives remarquables, sous une forme facile à assimiler. Ils sont digérés immédiatement et déclenchent aussitôt les mécanismes de purification et de guérison, contrairement aux aliments complets qui nécessitent un laps de temps beaucoup plus long. En effet, la digestion des aliments complets requiert une plus grande quantité d'énergie.

Extraire le jus d'un aliment ne signifie pas le passer au mélangeur ou le liquéfier. Avec le mélangeur, un fruit ou un légume semble avoir été liquéfié tandis qu'un extracteur à jus isole uniquement le liquide et met la cellulose ou la fibre de côté. À l'Institut, nous utilisons différents modèles d'extracteurs à jus, pour préparer les jus frais. L'extracteur à jus de marque *Champion* est l'appareil idéal pour préparer une grande variété de jus. Il diffère cependant de l'extracteur à jus d'herbe de blé, car la rotation du moteur de ce dernier est beaucoup plus lente, pour permettre une extraction efficace du jus, provenant des pousses, des légumes verts feuillus et de l'herbe de blé. Ces aliments sont beaucoup plus fibreux. Les appareils à haute vitesse ne peuvent faire ce travail efficacement. La presse hydraulique *Norwalk* peut aussi être utilisée pour extraire le jus des légumes verts en feuilles.

Le jus de melon d'eau, préparé avec l'extracteur à jus *Champion*, est un déjeuner très populaire à l'Institut. En plus de la chair, on met aussi en jus, la pelure et les graines du melon d'eau biologique. Cet excellent diurétique est très bénéfique aux reins et à la vessie. L'utilisation de l'aliment complet réduit le contenu, élevé en sucre, de la chair. On obtient ainsi davantage de protéines, de vitamines A, B, C et de chlorophylle.

Les « breuvages verts » mentionnés antérieurement, sont essentiels à la santé et au bien-être. Ils sont préparés à partir du jus extrait des pousses de tournesol et de sarrasin et des légumes comme le concombre, le céleri, le persil, les carottes, les piments, etc. Pour extraire le jus de tous ces aliments, on utilise un extracteur à jus à rotation lente comme l'extracteur à jus d'herbe de blé, car celui-ci effectue un mouvement de broyage lent qui s'apparente à la mastication. Ces breuvages favorisent la guérison. Ils sont composés en majorité de pousses, les germes les plus vivants. Les autres légumes servent principalement à en rehausser la saveur. Il est fortement recommandé de boire deux « breuvages verts » de huit onces (250 ml) par jour. Ces « breuvages verts » demeurent une source exceptionnelle de chlorophylle accompagnée d'oxygène. Ils fournissent aussi plus du tiers des protéines (environ 25 grammes) nécessaires à chaque jour, chez l'adulte d'âge moyen. Leur effet très alcalinisant sur le corps doit également être souligné.

Les aliments déshydratés et fermentés

La déshydratation est une autre méthode utilisée à l'Institut. Elle permet de faire la transition des aliments cuits aux aliments crus. Ce procédé consiste à faire sécher des fruits, des légumes et des mélanges noix-graines. Une porte s'ouvre alors sur une toute nouvelle alimentation nutritive, et aussi, délicieuse. De nos jours, les appareils à déshydratation se trouvent facilement. Ce procédé est de beaucoup préférable à la cuisson même si certaines enzymes et certaines vitamines sont perdues. Essayez d'acheter des produits de qualité, mûrs, bien frais et organiques, de préférence.

Plusieurs personnes à la recherche de la santé ont longtemps considéré le fruit comme l'aliment idéal pour l'être humain. Nous avons observé que si une petite quantité de fruits dans la diète quotidienne apporte généralement des bienfaits, il n'en est pas de même pour une diète formée uniquement ou en majorité de fruits. Dans ce cas, les fruits consommés en grande quantité stimulent trop l'organisme et intensifient certaines maladies. De plus, ils sont beaucoup trop concentrés en sucre pour être utilisés de façon courante, de nos jours. S'il y a un problème de métabolisme des sucres ou d'infections à la levure, l'usage des fruits en général est complètement déconseillé, car le pancréas ne peut régulariser adéquatement le niveau de glucose sanguin. L'excès de sucre laissé dans le sang aggrave ces conditions. Pour ces raisons, nous recommandons moins de fruits et plus de légumes.

Il existe aussi une controverse concernant les bienfaits apportés par la consommation d'aliments fermentés. Pendant plusieurs années, nous avons soutenu que tous pouvaient bénéficier de l'usage d'une variété d'aliments et de breuvages fermentés. Nous avons cependant constaté qu'il se produisait quelquefois des réactions défavorables chez certaines personnes. À l'occasion, il nous a même été possible de constater la présence de certaines bactéries nocives dans le réjuvelac, les fromages de graines fermentées et les pains de noix fermentés. Celles-ci pourraient aggraver la candidose ou créer une condition plus acide dans le corps. La plupart des gens peuvent bénéficier d'une utilisation rationnelle de ces aliments, qui augmentent la quantité de bactéries dans le corps. Les personnes qui recherchent la santé optimale devraient s'en tenir à la consommation occasionnelle de choucroute crue. Deux fois par semaine devraient suffire pour profiter des bienfaits de cet aliment.

Clarifions maintenant certains aspects de ce programme alimentaire. Bien qu'une alimentation composée exclusivement d'aliments vivants soit idéale, plusieurs d'entre nous doivent fonctionner dans un monde vibratoire inférieur et intoxiqué. Afin de composer avec cette situation, nous avons constaté qu'en l'absence de problèmes de santé sérieux, une alimentation crue à 80 % et cuite à 20 % est tout à fait acceptable. Les légumes cuits à la vapeur, les céréales à haute performance comme le quinoa, l'amarante et le millet alcalin, ainsi que les courges et les patates sucrées cuites sont de bons choix nutritifs. Il apparaît de plus en plus évident qu'une consommation excessive de protéines, de gras et de sucres cause plusieurs maladies graves.

Nous recommandons fortement de respecter les proportions suivantes, même dans le cas d'une alimentation vivante : 5 % de protéines sous forme de graines ou de noix germées ; 2 % de gras provenant d'aliments complets comme l'avocat (ou occasionnellement d'huile d'olive pressée à froid) ; 93 % d'hydrates de carbone complets que l'on retrouve dans les germes, les pousses et les légumes crus. À l'occasion, vous pouvez ajouter des fruits.

3
Digestion et assimilation optimales

Les bonnes combinaisons alimentaires

Nous sommes maintenant conscients de la nécessité de bien choisir nos aliments et nos breuvages. Savoir comment les combiner adéquatement est aussi très important. Un certain mélange d'aliments favorisera une bonne digestion tandis qu'un autre produira l'effet contraire. La plupart des aliments vivants se combinent bien ensemble, car leur composition est similaire. Il y a toutefois certaines règles à suivre.

On ne doit jamais boire en mangeant, car les liquides diluent les sucs gastriques et ralentissent le processus de la digestion. Les fruits et les légumes ne se mélangent pas bien ensemble. Il est préférable de les manger à des repas différents ou d'attendre au minimum une heure, après avoir consommé un fruit, pour manger des légumes. Les pousses et l'herbe de blé font partie de la famille des légumes. Si vous désirez

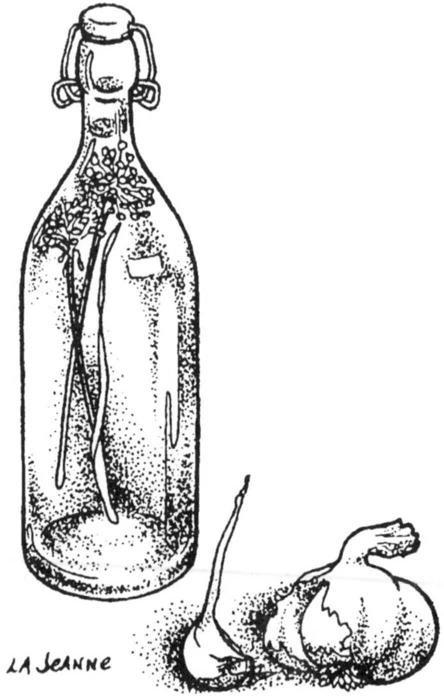
LA JEANNE

consommer un dessert à base de fruits, attendez au moins une heure et même deux, après le repas.

Lorsque vous mangez des fruits ou que votre repas se compose uniquement de fruits, essayez de combiner ensemble ceux d'un même groupe, au lieu de mélanger les trois groupes, sans faire de distinction : les acides avec les acides, les mi-sucrés avec les mi-sucrés et les doux avec les doux. Chacun de ces groupes de fruits a un contenu spécifique en eau et en sucre et ils sont, par conséquent, plus faciles à digérer si on les consomme avec d'autres du même groupe. Le melon est un des aliments qui se digèrent le plus facilement et le plus rapidement, mais il ne devrait pas être combiné à d'autres fruits, comme dans une salade : les fruits digérés plus lentement en retardent la digestion, ce qui peut causer de la fermentation.

L'avocat est la seule exception à la règle fruits/légumes. Il se combine aussi facilement avec les fruits qu'avec les légumes. Cet aliment très versatile offre beaucoup de possibilités.

Une élimination saine

Pour une digestion et une élimination efficaces, il est nécessaire de maintenir un côlon en santé. La plupart des gens se préoccupent de la propreté de leur maison et de leur auto, mais ils n'accordent pas beaucoup d'importance à la propreté intérieure de leur corps. Ainsi, plusieurs milliers de personnes vivent avec des côlons dont les parois internes sont complètement recouvertes d'une couche durcie formée par l'accumulation de déchets toxiques. Cela est la cause première des désordres intestinaux. Les laxatifs et les autres remèdes populaires vendus sans prescription sont devenus un commerce très lucratif ; le cancer du côlon est maintenant la deuxième cause de décès aux États-Unis.

Le rôle principal du côlon consiste à éliminer les restes de nourriture inutilisables et les autres déchets métaboliques. Durant la deuxième phase de la digestion, des liquides et quelques minéraux sont retirés de la nourriture et sont ensuite prêts à être assimilés. Un sentiment de bien-être résulte d'un côlon propre, travaillant de façon efficace. La déformation et la congestion du côlon entraînent d'autres problèmes, ailleurs dans l'organisme. Lorsqu'il est congestionné, il peut contenir plus de dix livres (4,5 kg) de matières fécales. Même dans le cas d'une personne qui évacue ses selles de façon régulière et quotidienne, il est possible que des déchets, accumulés pendant plusieurs jours, voire une semaine, demeurent dans le côlon, favorisant ainsi le développement de bactéries nocives à l'organisme. Une quantité de problèmes comme les maux de tête, le gonflement, l'indigestion, la colite, le cancer intestinal et autres désordres physiques peuvent en résulter. Lorsque ces déchets s'amassent dans le côlon, le mouvement péristaltique devient paresseux et faible, entraînant la constipation. Ces accumulations ont tendance à durcir dans les poches des parois du côlon et à former une croûte. Cette matière durcie entrave le mouvement péristaltique (contractions musculaires naturelles des intestins), causant une accumulation de plus en plus importante ; cela interfère avec la digestion finale et avec l'absorption des éléments nutritifs. La nourriture pourrit et crée un milieu toxique.

La première étape nécessaire à l'assainissement du côlon est l'usage de lavements et occasionnellement, d'irrigations du côlon. Une implantation de jus d'herbe de blé doit toujours suivre cette première étape. Plusieurs années d'études nous ont permis de constater que les lavements suivis d'implantations rétablissent la balance électrolytique du côlon chez nos invités, plutôt que de lui nuire, comme on avait longtemps pensé. Après un lavement où vous utilisez de l'eau distillée, tiède, introduisez le jus d'herbe de blé. Remplissez le sac à lavement avec au moins quatre onces (125 ml) de jus frais non dilué. Procédez ensuite comme si vous vous donniez un lavement régulier. Enlevez l'appareil et demeurez couché. Retenez le liquide de quinze à vingt minutes avant de le rejeter. Votre corps ne subira aucun dommage en absorbant du jus d'herbe de blé, bien au contraire.

Certaines règles nécessaires au bon fonctionnement du côlon sont tellement évidentes qu'on tend à les oublier. Répondre à l'appel de la nature quand vient le moment d'éliminer ses selles est très important, surtout le matin, lorsque les intestins ont été actifs toute la nuit. Faire de l'exercice sur une base régulière est tout aussi important. Lorsqu'il y a négligence, les muscles abdominaux ont tendance à s'affaiblir et à se relâcher. L'exercice physique stimule aussi le mouvement péristaltique. Il est cependant déconseillé de faire de l'exercice après avoir mangé, car le processus de la digestion nécessite beaucoup d'énergie.

Nous vous conseillons de placer un tabouret, une plate-forme ou un petit banc sous les deux pieds lorsque vous êtes assis sur le siège de toilette. Ainsi, les pieds ne touchent pas au sol. Vous êtes alors dans une position accroupie. Cette posture est naturelle et elle facilite l'élimination des selles. Le modèle de la toilette moderne peut même contribuer à la constipation.

Le jeûne

Le jeûne est, lui aussi, important et il devrait faire partie de votre vie. À travers l'histoire, il a été reconnu comme une des façons les plus efficaces pour éliminer les accumulations de déchets dans l'organisme. Il existe deux écoles de pensée très distinctes sur le jeûne. Elles diffèrent dans leur approche et présentent des arguments très convaincants pour justifier leur pensée. Une école défend très fortement le jeûne absolu à l'eau et déclare qu'on ne peut qualifier de jeûne, toute absorption de nourriture liquide. L'autre école suggère que jeûner avec des jus de légumes et de fruits donne des résultats supérieurs, sans les réactions importantes qui surviennent habituellement lors d'une longue période de privation alimentaire.

À l'Institut, nous favorisons la deuxième approche. Notre vaste expérience nous a convaincus qu'elle est la plus efficace. D'importantes réactions peuvent accompagner un jeûne à l'eau, stressant inutilement les organes d'élimination. Boire uniquement de l'eau, nuit au processus de purification, car de grandes quantités de déchets sont relâchés dans l'organisme. Jeûner à l'aide de jus est tout aussi efficace et occasionne moins de malaises et de stress. Pendant un jeûne à base de jus, le corps est nourri et renforcé, au lieu d'être épuisé et affaibli.

Toute personne désirant entreprendre un jeûne pour la première fois devrait consulter un professionnel de la santé, capable d'apporter son appui, si jamais de sérieuses difficultés survenaient durant le processus de purification.

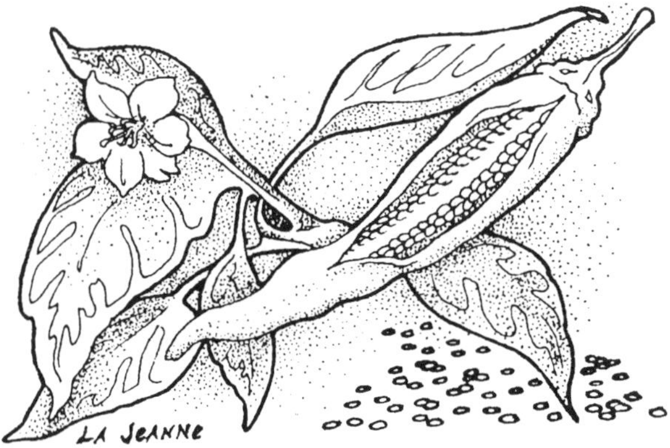
LA JEANNE

4
Élargir les paramètres de la santé

L'étude que nous avons menée à l'Institut nous a permis de réaliser qu'il était nécessaire d'inclure d'autres notions de base pour mener une vie saine. Qui peut nier l'importance du soleil, de l'air et de l'eau pour une meilleure qualité de vie? L'environnement pollué actuel rend toutefois difficile, la disponibilité de ces éléments essentiels.

Nous devons aussi porter notre attention sur la désintoxication de l'environnement ambiant, en commençant par notre demeure et notre milieu de travail. Il est nécessaire, aussi, de reconsidérer notre habillement. L'approche de la vie et l'alimentation préconisées par l'Institut représentent une façon de vivre qui favorise la santé. Elle nécessite vraiment que l'on s'éloigne des groupes manipulateurs qui ne pensent qu'à leurs intérêts et qui contrôlent notre monde actuel. Il importe d'éviter complètement toute restauration rapide, les drogues, les additifs et les préservatifs.

Le soleil, l'air et l'eau

On n'insistera jamais assez sur l'importance vitale du soleil dans toute approche saine de la vie. Nos ancêtres voyaient le soleil comme un donneur de vie et un guérisseur. La pensée moderne, cependant, nous en a laissé une toute autre conception. Le soleil est maintenant perçu comme un agent de destruction, responsable du vieillissement. Il existe pourtant d'autres preuves démontrant que la diète moderne en serait actuellement la cause principale. Le soleil ne fait qu'accélérer ce processus. À l'Institut, nous partageons cette dernière opinion et conseillons une exposition au soleil, de courte durée, pendant la matinée ou en fin d'après-midi. Ce qui favorise la guérison, car la pression sanguine diminue, le sang profite d'un meilleur équilibre du glucose, la digestion est avantagée et le système immunitaire, renforcé. L'absorption de la vitamine D, provenant des rayons du soleil, permet une ossification solide.

Il existe aujourd'hui des preuves de plus en plus nombreuses, à l'effet que la plupart des ampoules incandescentes et des tubes fluorescents exercent une influence potentiellement néfaste sur l'organisme humain. Nous pouvons prendre des précautions afin de corriger cette situation. La science reconnaît, depuis un certain temps, que la lumière et la couleur affectent tout notre être. Les docteurs F. Jacobsen et Norman

Rosenthal ont fait une découverte lors de leurs recherches sur ce phénomène. Ces études ont été dirigées par le *National Institute of Mental Health*, à Bethesda, au Maryland. Leurs travaux ont pour titre : « *Les désordres affectifs et l'utilisation de la lumière comme agent anti-dépressif* »*.

Le docteur John Ott est le chef de file de la recherche en ce domaine. Il a poursuivi des études approfondies sur les effets de la lumière naturelle et de la lumière artificielle sur l'organisme humain. Essentiellement, il a déterminé qu'un manque de soleil (lumière à spectre complet), pendant certaines périodes de l'année, causait une gamme étendue de problèmes émotionnels et mentaux, allant de la léthargie à la dépression nerveuse, chez une grande partie de la population.

Il a aussi démontré l'influence primordiale des rayons du soleil sur notre santé physique et, en particulier, sur notre réponse immunitaire. Ces conclusions sont aujourd'hui validées par les plus éminents hommes de science.

Une nouvelle maladie complexe, connue sous le nom de *maladie de rouleau*, est récemment apparue chez les utilisateurs d'écrans cathodiques. Fondamentalement, les cellules sanguines se courbent et se coagulent. Elles forment des *rouleaux*, créant ainsi un terrain propice à la fatigue et à des désordres plus sérieux. Les fréquences lumineuses nocives et les

---

* Titre original de cette étude : "Seasonal Affective Disorder and the Use of Light as an Anti-Depressant".

vibrations électroniques émises par ces écrans sont responsables de cette situation. Il est important de mentionner qu'il peut aussi exister des liens entre ces facteurs et les problèmes visuels, les fausses couches et les malformations congénitales. Des études faites en Suède ont rapporté des taux de malformations congénitales plus élevés chez les bébés dont les mères travaillaient régulièrement sur des écrans cathodiques, tout au long de leur grossesse. Le seul antidote connu consiste à placer un éclairage directement au-dessus de l'opérateur et à couvrir l'écran de certains matériaux protecteurs. Il est aussi recommandé de regarder la télévision à une distance minimale de six pieds (2 m). Il est même préférable de s'en éloigner davantage.

Il existe aussi une profusion d'éléments nuisibles à la santé, directement liés aux inventions modernes et dont on ignore encore l'existence. Les « *bleus de l'hiver* » et les hauts et les bas saisonniers sont ressentis universellement. Nous avons cependant négligé de comprendre leur importance ainsi que celle de tous les autres éléments de la nature. Aux personnes qui habitent des régions où le climat est rigoureux, nous recommandons d'utiliser un éclairage à spectre complet ou des lumières à rayons ultra-violets (dont le prix est plus abordable). Celles-ci devraient être utilisées partout dans votre demeure : de la lumière placée à côté de votre chaise jusqu'à celles de votre salle de bains. Elles sont de plus en plus faciles à trouver, dans les magasins d'alimentation naturelle et les boutiques spécialisées.

La qualité de l'air que l'on respire est, également, de la plus haute importance pour une vie saine. On ne répétera jamais assez la nécessité de respirer correctement. Nous ne faisons ici qu'effleurer cette question. Il est vital de respirer profondément afin d'oxygéner adéquatement le flot sanguin. La majorité des gens ne le font pas. Le sang devient alors déficient en oxygène, ce qui occasionne plusieurs genres de problèmes physiques.

L'exercice physique est une des meilleures façons d'oxygéner le sang. Voilà pourquoi notre programme d'exercices occupe une place si importante dans nos cours. Nous commençons cependant très lentement, car plusieurs de nos invités ne faisaient pas d'exercices physiques régulièrement, avant leur séjour à l'Institut. Les bienfaits se font sentir rapidement, grâce à une meilleure oxygénation du sang.

La qualité de l'air présent dans l'environnement personnel importe tout autant. La peau est l'organe du corps le plus volumineux et elle absorbe l'oxygène contenu dans l'air. Porter des vêtements à base de caoutchouc durant de longues périodes de temps peut être dangereux, car la peau doit pouvoir respirer librement. La pollution de l'air est devenue un problème majeur, partout sur la planète. Un jardin intérieur où l'on cultive de l'herbe de blé, des pousses sur plateau et des plantes aide à oxygéner l'air qui circule dans la maison. Il existe aujourd'hui sur le marché, certains purificateurs d'air et certains filtres de qualité qui méritent notre attention.

L'eau pure est aussi un besoin fondamental. La pollution de l'eau se répand maintenant à l'échelle du globe. Il faut donc prendre des précautions avec l'eau que nous consommons. Le marché offre présentement plusieurs filtreurs et purificateurs d'eau sophistiqués. Nous recommandons l'eau, soit distillée à la maison ou soit conservée dans des contenants de verre. La quantité de matières toxiques présentes dans l'eau est telle que boire de l'eau distillée semble la solution la plus logique. L'eau distillée ne va pas chercher les minéraux organiques du corps comme on a longtemps pensé. Elle est tout simplement non structurée ; cela signifie que sa structure moléculaire doit être « organisée » avant que le corps puisse l'utiliser. Une exposition d'une durée de trente minutes au soleil suffit pour remédier à cette situation. En réalité, la source d'eau distillée structurée la plus importante se trouve directement dans les aliments vivants. Les fruits contiennent la plus forte concentration d'eau distillée, en quantité et en qualité.

Désintoxiquer votre domicile

Il est nécessaire de dépolluer l'environnement pour pouvoir mener une vie saine. Les gens sont de plus en plus conscients des dangers que représente la pollution à l'intérieur de leurs domiciles. Les insecticides, le formaldéhyde, l'amiante, le radon, le plomb, la fumée des cigarettes ainsi que plusieurs autres produits de ce genre constituent une menace sérieuse pour nos demeures étanches et, maintenant, efficaces quant à l'économie d'énergie, mais inadéquatement ventilées. Hugh Kaufman, spécialiste du département des déchets dangereux au *Environmental Protection Agency*, déclare : « Nous ne faisons que commencer à identifier le problème de la pollution de l'air à l'intérieur des domiciles. Partout où l'on examine ce problème, les constatations faites sont pires que prévu. »

L'accumulation de concentrations de produits chimiques, sous forme de gaz provenant des plastiques et des solvants, peut transformer un bâtiment en une dangereuse source de contamination. Les particules combustibles émises lors de la combustion du tabac et d'autres plantes dégagent du nitrogène, du dioxyde, du monoxyde de carbone et des hydrocarbures. Ces éléments forment un terrain idéal pour le développement des champignons parasites, des bactéries et des nématodes qui peuvent causer des désordres respiratoires. La maladie du légionnaire en est un bon exemple.

Selon le *Consumer Product Safety Commission*, les panneaux d'aggloméré fabriqués en usine, les contreplaqués, les sous tapis, les meubles, les vêtements contenant du polyester et les matériaux d'isolation émettent des gaz de formaldéhyde toxiques pouvant causer des maux de tête, des irritations des yeux, des étourdissements et même entraîner des malaises plus sérieux. Une étude récente de 164 maisons mobiles, sélectionnées au hasard dans quatre parcs pour remorques, révèle que plus de la moitié d'entre elles excédaient les niveaux sécuritaires de concentration en formaldéhyde.

L'isolation à la mousse d'urée-formaldéhyde représente un danger beaucoup plus grand. Certaines études ont même établi un lien direct avec la mort subite de nouveau-nés. Le dosimètre peut vous permettre de déterminer les concentrations de formaldéhyde, présentes à l'intérieur de votre domicile. L'agence de protection de l'environnement de votre région peut vous renseigner davantage sur ce sujet.

Le radon est un autre polluant dangereux très répandu, responsable de la pollution intérieure. Gaz radioactif, il provient des dépôts d'uranium, présents dans la couche terrestre de la majeure partie de l'Amérique du Nord. Il suffit d'utiliser la laveuse ou de prendre une douche à l'eau chaude pour s'y exposer. Vous devriez pouvoir effectuer les tests nécessaires dans votre région. Les propriétaires de maisons peuvent diminuer au maximum les infiltrations gazeuses dans leur cave, en bouchant les endroits où le ciment est fissuré. Une ventilation adéquate de toutes les pièces de la maison est aussi une solution efficace.

Un autre polluant intérieur dangereux : la fumée du tabac. Des chercheurs britanniques ont récemment découvert des niveaux élevés de substances provenant du tabac, dans les échantillons d'urine de 85 % des non-fumeurs ayant participé à leur étude. Certains participants ne croyaient pas avoir été exposés à la fumée de cigarette.

Le monoxyde de carbone pose un autre danger réel. Il menace sérieusement la maison étanche. Les fournaises ventilées inadéquatement, les sécheuses au gaz et les chaufferettes au kérosène non ventilées sont toutes des sources possibles d'empoisonnement au monoxyde de carbone. Évitez le plus possible de vous exposer durant de longues périodes de temps, aux produits chimiques domestiques communs, présents dans une variété de produits nettoyants, de savons, de désinfectants, de pesticides, de diluants à peinture et à toutes les substances volatiles.

Pendant plusieurs années, l'utilisation de chlordane a été le traitement approuvé pour remédier aux problèmes causés par l'infestation de termites. Des recherches démontrent cependant que ce poison ne se décompose pas comme on l'avait longtemps cru. Il peut être une source constante de contamination dangereuse. Il existe même plusieurs cas où des maisons ont été abandonnées, car cette substance toxique avait contaminé les conduits de chauffage.

Je pourrais citer une multitude de problèmes similaires. Ces dangers présents dans votre environnement intérieur peuvent sembler hors de votre contrôle. Être conscient de l'existence possible de tels problèmes permet cependant d'examiner des solutions plus sécuritaires et d'apporter les corrections nécessaires. Par ignorance, nous pourrions aussi faire entrer d'autres polluants dangereux dans notre environnement personnel. Informés de ces dangers, nous pouvons peut-être éviter davantage douleur et chagrin.

L'habillement

Notre habillement représente aussi un danger potentiel pour notre santé. Ce domaine n'a pas encore été examiné en profondeur. Des données de plus en plus nombreuses démontrent que les fibres synthétiques affectent réellement notre bien-être. L'arrivée de ces fibres représente un risque pour plusieurs personnes hypersensibles. En effet, leur fabrication n'est aucunement réglementée et l'on utilise de façon généralisée des agents chimiques, des ralentisseurs de flammes, des solvants, des acides et des teintures pour traiter les fibres naturelles et synthétiques. Les ralentisseurs de flammes sont de tous les procédés chimiques, ceux qui ont reçu le plus de publicité. Des études faites sur des animaux démontrent que ces produits peuvent causer des mutations et qu'ils sont cancérigènes.

Un autre produit chimique sur lequel je désire attirer votre attention : le chlorure vinylique. Il est fréquemment utilisé dans la fabrication des tissus synthétiques et, plus spécifiquement, dans les imitations de fourrures et les perruques. Dans le cas des perruques, la grande perméabilité du cuir chevelu augmente considérablement les risques présentés par cette substance cancérigène et hautement toxique.

Les déchets chimiques créés lors de la fabrication des fibres synthétiques ont aussi un impact très négatif sur l'environnement. Pour toutes ces raisons, nous recommandons uniquement les fibres naturelles : le coton, la toile de lin, la laine et la soie. Vérifiez la provenance de ces fibres et assurez-vous qu'on ne les a pas traitées chimiquement. La fibre naturelle la plus confortable est le coton, car celui-ci permet à la peau de respirer. Et pour nous tenir au chaud, rien de mieux que la laine.

Il est important de prendre soin de ses vêtements convenablement. Lavez si possible vos vêtements avec un produit biodégradable et évitez les « *chasse-taches* », les traitements de prélavage et les agents de blanchiment. Les résidus provenant de l'utilisation de ces produits chimiques peuvent produire des irritations cutanées et des réactions allergènes. Ces substances ont aussi un impact négatif sur l'environnement. Autant que possible, évitez le nettoyage à sec. Il est recommandé de suspendre à l'extérieur les vêtements soumis à ce traitement. De cette façon, la plupart des vapeurs toxiques pourront se disperser dans l'air.

Le bien-être planétaire

Le programme que nous offrons à l'Institut a évolué vers un système intégré. Lors du compostage, les déchets végétaux provenant de nos aliments retournent à la terre. Notre but premier consiste à promouvoir un style de vie sain, en parfaite harmonie avec la nature. Vivre à l'intérieur des paramètres exposés dans ce chapitre, nous protège des manipulations et des conspirations de ces individus qui recherchent le profit par-dessus tout. Ce programme vous redonne le plein contrôle de tous vos choix alimentaires. Il permet d'assumer entièrement la responsabilité de votre santé. Cette approche s'applique d'abord à l'individu pour, ensuite, s'étendre au monde extérieur. Elle peut aussi mener jusqu'à l'harmonie planétaire.

5
La nécessité de l'exercice physique

Le conditionnement physique fait partie intégrante de la vie. Les techniques améliorées, les recherches dans ce domaine ainsi qu'un vaste assortiment d'appareils spécialisés ont transformé le conditionnement physique en un commerce très lucratif. À l'Institut, nous nous efforçons de comprendre réellement les principes sous-jacents qui régissent les réponses de notre corps à l'exercice physique et de voir comment ces réponses lui permettent d'atteindre le bien-être total. Chez la plupart des individus, l'exercice physique est considéré uniquement comme une façon utile de contrôler son poids, d'avoir une plus belle apparence et d'augmenter sa flexibilité et sa force musculaires. Ces résultats souhaitables relèvent plutôt de l'esthétique. Beaucoup plus importants sont les bienfaits intérieurs affectant la personne.

Les systèmes vasculaire, lymphatique, circulatoire, digestif, immunitaire et respiratoire

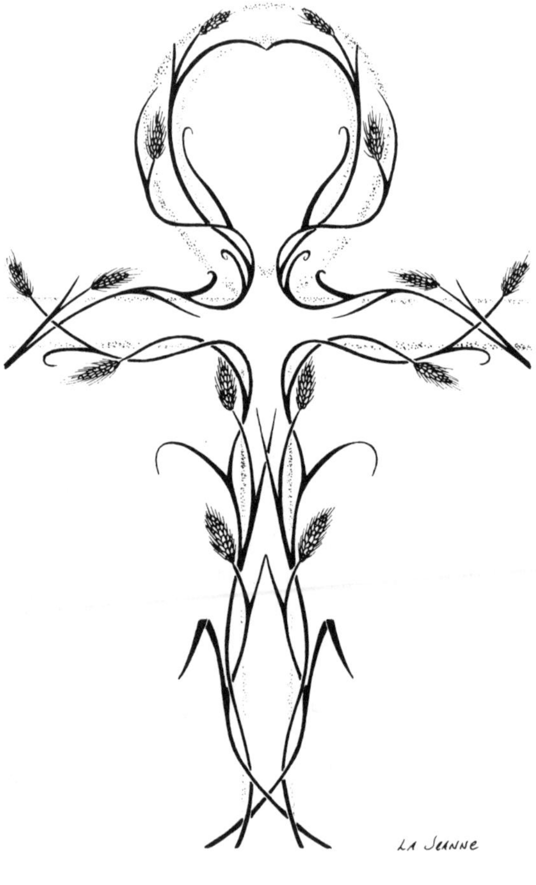
LA JEANNE

dépendent, en grande partie, de l'activité physique pour agir efficacement. Une réduction du niveau de stress, d'anxiété, de léthargie et de dépression favorise une meilleure disposition émotionnelle.

On peut généralement classer les différents types d'exercices physiques en deux catégories bien distinctes : ceux qui étirent les muscles et ceux qui les renforcent. Ces deux séries de mouvements différents sont nécessaires si l'on vise le meilleur conditionnement physique possible. Selon nos observations, nous avons pu constater qu'un programme d'exercices de flexibilité quotidien favorise la purification optimale des tissus du corps. L'état de stagnation et de congestion cause la majorité des problèmes physiques de dégénérescence. Les exercices de flexibilité permettent de déloger et d'éliminer efficacement les formations solidifiées de résidus toxiques.

Ne pas faire d'exercice est très néfaste. L'accumulation de déchets dans le corps devient de plus en plus accablante et toxique. Pour cette raison, la nécessité de pratiquer vigoureusement des exercices physiques, chaque jour, s'impose. Le flot sanguin peut alors traverser les muscles avec force et entraîner les résidus toxiques.

L'exercice physique suffisamment rigoureux favorise aussi une bonne oxygénation du sang, ce qui contribue au processus de purification. La lymphe est alors activée. Elle joue un rôle vital, en délogeant les déchets accumulés sur les parois externes des cellules. La mini-trampoline est un appareil très utile pour obtenir cet effet. Sauter doucement pendant environ cinq minutes, tous les jours, permet à la lymphe d'aller et venir sur les cellules et de détacher les déchets résiduels. Le sang est alors capable d'emporter ces poisons vers les organes d'évacuation. On considère le flot sanguin comme le département sanitaire du corps. Nous pouvons le maintenir dans une condition impeccable en faisant de l'exercice quotidiennement.

Nous devrions aussi inclure des exercices qui favorisent les contractions musculaires : ils renforcent les muscles. Le tennis, la course, la marche, la danse, la natation et les poids et haltères font tous partie de cette catégorie. Ce type d'entraînement augmente la force musculaire et contribue à la santé du système cardio-vasculaire. L'exercice physique de nature aérobique aide à prévenir l'ostéoporose. Sa répercussion sur le système osseux entraîne l'absorption d'une quantité plus importante de calcium dans les os, afin de compenser pour le stress.

Le corps humain comprend environ 700 muscles. Ceux qui ne sont pas exercés s'atrophient. On sait qu'il faut une grande variété d'aliments pour obtenir le meilleur équilibre nutritif. Il en va de même pour l'exercice physique. Une variété d'exercices donne à notre structure musculaire complexe, le genre d'entraînement nécessaire à chaque muscle, pour maintenir un niveau de conditionnement physique élevé.

Plusieurs activités différentes et agréables s'offrent à vous : la marche, la natation, la rame, la bicyclette, la danse, la course, les poids et haltères, la danse aérobique, le volley-ball, le golf, le tennis, le jeu de galets et les quilles. Voilà quelques suggestions parmi plusieurs autres. Peu importe votre âge, vous trouverez une activité appropriée, vous permettant de renforcer votre coeur et d'oxygéner votre sang.

L'alimentation vivante, l'exercice physique, l'estime de soi, combinés à une attitude positive amèneront une personne au summum de la santé. Nous devrions tous aspirer à une expérience de vie pleine et qui donne un sens à notre être. En aidant les individus qui participent à notre programme à améliorer leur optique face à la vie et à réaliser leurs rêves, nous savons fort bien qu'il n'existe aucune frontière ou limite à ce qu'un individu peut accomplir. Un sentiment de plénitude et de bonheur attend toute personne qui suit les admirables méthodes de la nature.

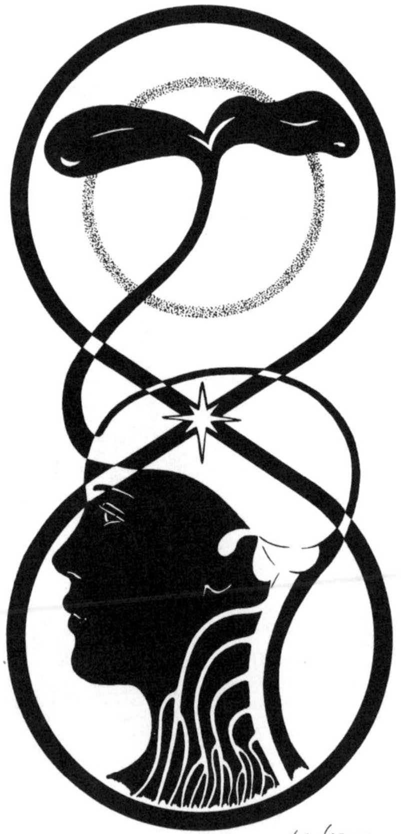
La Jeanne

6
Le corps, la pensée, l'esprit

S'épanouir jusqu'au bien-être total

Nous employons avec succès, plusieurs autres techniques pour enseigner les différentes façons d'atteindre la santé totale. Le massage ainsi que d'autres méthodes plus intenses comme la technique réichienne (*reichi*) et la technique d'intégration posturale ou structurelle (*rolfing*) ont souvent donné de bons résultats. Le massage rejoint chaque partie du corps : les glandes, les organes, les tissus, les muscles, les nerfs, la circulation sanguine, la lymphe, etc. En plus de stimuler l'élimination des déchets, il calme l'esprit et apporte une satisfaction émotionnelle immédiate. Les bains de vapeur, les baignoires à remous et les saunas sont d'autres moyens très efficaces. Nous avons découvert que les bains de vapeur purifient les organes filtrant l'eau dans l'organisme, comme les poumons et les reins. Le sauna agit plutôt sur les organes qui métabolisent les graisses (en particulier le foie et la vésicule biliaire). Les bains à remous relaxent vivement le corps et sont bénéfiques pour les tissus nerveux et les os. Chacune de ces méthodes exerce une action spécifique sur le corps.

La réflexologie peut être une autre technique utile lorsqu'on prend sa propre guérison en main ; l'acupuncture et le shiatsu accélèrent aussi le processus de guérison. Il n'y a aucune raison de limiter notre exploration de ces différentes options.

La méditation et les techniques de visualisation font également partie intégrante de nos enseignements. Nous avons constaté que ces techniques, innovées par Bernie Siegel, Norman Cousins, Louise Hay et par le docteur Simonton, sont tout aussi valables.

L'application appropriée de ces méthodes, combinée avec une alimentation vivante, apporte naturellement une amélioration de l'interaction entre le corps, la pensée et l'esprit. Dans des conditions idéales, notre potentiel énergétique total se distribue en trois zones : un tiers dans la zone physique (régissant les besoins en nourriture, les peurs, la sexualité, etc.) ; un autre tiers dans la zone émotionnelle (régissant la compréhension de nous-même et des autres) ; un dernier tiers dans les zones mentales et spirituelles (régissant l'universalité).

L'humanité s'active encore présentement aux niveaux primaires de sa survie personnelle et de la satisfaction de ses propres désirs physiques ; plus de 90 % de notre énergie est bloquée au niveau physique ; moins de 10 % opère dans la région émotionnelle ; moins de 1 % atteint, à l'occasion, les niveaux mentaux et spirituels. Une alimentation vivante, associée à d'autres approches favorisant une « vie sensée », peut cependant nous permettre de transcender ces tendances primaires et d'amener notre nature mentale et spirituelle à un degré plus élevé.

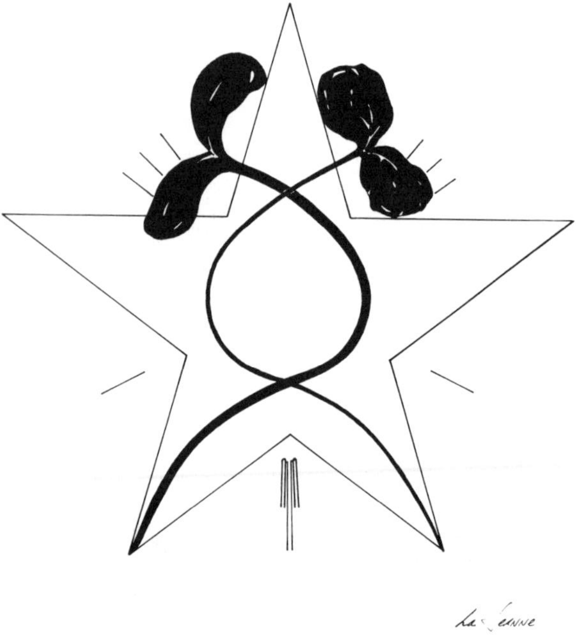

7
Dilemmes modernes

Les dépendances

Terribles fléaux, les dépendances et les abus de drogues menacent l'intégrité de l'humanité. La dépendance à l'alcool, au tabac, aux drogues, au sucre, au jeu, à la caféine, à la pornographie télévisée et autres déviations mentales de ce genre, génèrent d'immenses sources de souffrance. Plusieurs individus se croient incapables de faire face aux tensions quotidiennes. Ils recherchent alors une évasion momentanée avec les drogues. Le retour à la réalité est soudain, brutal et les entraîne alors vers une dépendance de plus en plus forte des stupéfiants. Notre désir profond d'évasion trouble notre perspective. Nous ne développons jamais notre plein potentiel. La léthargie et l'euphorie illusoire provenant de l'usage des drogues dérivent d'un sentiment d'impuissance, de peur et de manque de confiance en soi. Il est urgent d'apporter des solutions à notre société malade, dont plus de la moitié de tous les enfants de douze ans ont déjà expérimenté la drogue ou l'alcool.

Une aide professionnelle s'impose dans les cas de dépendances aux drogues fortes. La réhabilitation peut être longue et coûteuse. Les habitués n'ont cependant pas le choix s'ils désirent vivre. Une alimentation vivante peut raccourcir le chemin du retour ; elle purifie et nourrit les corps endommagés par les drogues et l'alcool.

Pour les fumeurs, nous recommandons quelques-uns des programmes efficaces pour vaincre le tabagisme. Dans le cas de l'alcoolisme, nous croyons que certaines organisations comme le *Betty Ford Clinic*, le *Palm Beach Institute* ainsi que plusieurs autres à travers le monde, devraient être la première étape. Après avoir subi un programme professionnel de désintoxication, l'étape logique suivante devrait consister en un programme de santé, comme celui offert à l'Institut. On peut y apprendre un style de vie naturel et équilibré qui renforce la résistance émotionnelle, en répondant aux besoins nutritifs de l'individu, en favorisant le bon équilibre et en diminuant l'attrait pour les calmants ou les stimulants.

Ceux qui sont dépendants du sucre et de la caféine obtiennent de bons résultats avec notre programme. Le corps est satisfait et nourri si rapidement (surtout avec les breuvages verts alcalins) que la cause première de la dépendance disparaît.

Notre vision d'ensemble de la vie est très simple. Un nombre limité de principes fondamentaux régit la création. La manière dont nous nous valorisons est un de ces principes. La nécessité de faire des choix sages dans chaque domaine de notre existence s'impose si nous désirons vivre en santé et atteindre nos buts émotionnels, mentaux et spirituels. Le genre d'aliments que nous consommons, la qualité de nos interactions avec les autres et notre façon de traiter l'environnement doivent nous guider.

Personne ne peut être complètement indépendant. Nous avons tous besoin des uns et des autres. En étant un bel exemple de santé et de bonheur, nous pouvons inspirer et motiver les membres de notre entourage. Ils décideront peut-être alors de transformer leurs corps malades en des corps resplendissants de santé. Cette bénéfique transformation individuelle continuera d'influencer les autres. Sa portée s'étendra de plus en plus jusqu'à ce qu'éventuellement, le monde entier s'en trouve transformé.

L'hypoglycémie

Il y a vingt ans, la majorité des professionnels de la santé ignoraient à peu près tout de l'hypoglycémie. La plupart des médecins référaient les gens qui se plaignaient de sautes d'humeur fréquentes, de désirs anormaux, de fatigue et de désordres physiques, au psychiatre ou au psychologue. J'ai personnellement travaillé avec plusieurs centaines de personnes qui avaient suivi ce chemin trompeur et déconcertant. Leur problème réel était simplement un manque de régularité du glucose sanguin. Le taux de sucre présent dans le sang descendait à un niveau trop bas. Le pancréas recherchait constamment n'importe quel sucre pour essayer de normaliser le niveau du sucre sanguin. La plupart des gens ignorent encore que l'hypoglycémie est le premier stade du diabète, si l'on exclut la personne affectée par cette maladie dès la naissance. Une affection hypoglycémique précède l'apparition du diabète. Il est donc nécessaire d'accorder beaucoup d'importance à cette maladie.

Mon travail auprès de milliers de personnes me porte sérieusement à croire que plus de 60 % de la population est atteinte d'une forme quelconque de déséquilibre du glucose sanguin. Il y a quelques années déjà, je me suis offert pour parler de nutrition aux participants d'une réunion chez les Alcooliques anonymes, dans une ville du nord-est des États-Unis. Ce qui m'a agacé le plus, à ce moment, n'était pas le manque d'intérêt, mais plutôt la distribution de desserts et de cafés remplis de sucre, pendant l'intermission. Un jour, un médecin retraité de l'Université Harvard m'a pris à part et m'a demandé si je comprenais pourquoi on servait de tels aliments à ces réunions. J'ai dû admettre mon ignorance. Il m'a dit alors que la dépendance au sucre est l'assuétude primaire de tous les alcooliques.

J'ai mené, par la suite, une étude sur la composition chimique de l'alcool. J'ai ainsi découvert que le corps identifie et utilise toutes les formes d'alcool comme s'il s'agissait de sucre pur. Mon objectif n'est pas de bannir le lien émotionnel éventuel existant entre l'alcool et la dépendance. Permettez-moi cependant d'insister sur le fait que le sucre constitue le problème de base de la personne qui souffre d'alcoolisme. Cette raison explique pourquoi il y a autant de pères et de mères, atteints de cette dépendance, qui engendrent des enfants prédisposés à l'alcoolisme, dès leur naissance.

La candidose

Il y a quelques années, j'ai commencé à reconnaître que plusieurs de nos invités voyaient une grande amélioration de leur état de santé tandis que d'autres, ayant des symptômes similaires, semblaient incapables d'atteindre une guérison complète. Nous nous sommes longtemps penchés sur cette situation déroutante, sans jamais parvenir à une explication valable. Un jour, j'ai lu par hasard, un article dans une revue médicale, mentionnant la candidose. Il s'agissait d'une infection causée par une levure bactérienne que l'on retrouve à l'état naturel dans notre environnement et qui a pour nom : *candida albicans*. J'avais trouvé la coupable.

Nous savons maintenant qu'un affaiblissement du système immunitaire, combiné à une plus grande vulnérabilité à la maladie, permettent à cette levure généralement inoffensive, d'envahir l'organisme humain. Lorsque cela se produit, nos cellules deviennent déficientes en oxygène. Dans les cas chroniques, cette levure envahit même les tissus des organes comme les poumons et le foie, créant ainsi un énorme problème de santé. La personne affaiblie est envahie par une bactérie parasite. Très souvent, on peut détecter la présence de la candidose avec le cancer, le diabète, les maladies cardiovasculaires et d'autres problèmes similaires. Le retour à la santé est alors beaucoup plus long et difficile pour la personne affectée.

Tout individu luttant contre cette infection a probablement déjà entendu plusieurs centaines d'opinions différentes sur la nature de ce problème et sur la façon d'y remédier. Il s'agit ici d'une maladie de plus en plus répandue. Plusieurs soi-disant spécialistes, ayant peu ou pas d'expérience en la matière, donnent de très mauvaises suggestions. Un des pires traitements diététiques consiste à éviter tout aliment vivant et à augmenter la consommation d'aliments d'origine animale. Notre pratique, notre recherche et nos découvertes sur cette maladie démontrent que c'est, en réalité, le contraire. Imaginez l'organe atteint par la candidose comme une cave humide, froide, moisie et graisseuse et vous en aurez une image assez exacte. Avec une diète pauvre en enzymes et des tissus déficients en oxygène, à cause d'un manque d'exercices physiques, une personne crée inconsciemment un environnement propice à la multiplication de cette levure. La façon idéale de nettoyer et de régénérer les régions affectées consiste à exposer le corps à l'air et au soleil. Une alimentation composée de légumes crus, non traités chimiquement, de noix, de graines et de céréales germées, de pousses ainsi que de quelques fruits, à l'occasion, et un programme d'exercices physiques, pratiqués à l'extérieur, offrent de bonnes chances de surmonter ce problème.

La nystatine et le kétoconazole (marque Nizoral) sont des drogues couramment utilisées dans le traitement de la candidose. Ces drogues affaiblissent toutefois le système immunitaire (défense naturelle de notre corps contre l'invasion des virus, des bactéries et des levures). Ce que je trouve le plus difficile est d'expliquer à la personne atteinte que, même dans le meilleur cas possible, il lui faudra environ une année et demie, pour régulariser son système, en suivant un programme très orthodoxe. Il n'y a aucun doute que 40 % des personnes venant à l'Institut sont affectées par ce problème. Nous devons adapter leur programme en conséquence.

La candidose est reliée de très près à l'hypoglycémie et au diabète. Cette infestation de levure se nourrit du sucre présent dans le sang. Vous êtes un excellent candidat pour cette infection si vous avez des symptômes d'hypoglycémie. Des démangeaisons des yeux ou du nez, un nez qui coule, une gorge congestionnée, de la fatigue, des démangeaisons de l'anus, des gaz ou des gonflements, une odeur fétide de la bouche ou de l'anus et un état d'esprit confus sont tous des symptômes de la candidose bénigne. Un auto-diagnostic n'est jamais sûr à 100 %. Je vous suggère de poursuivre plus à fond votre recherche, en localisant un laboratoire spécialisé dans les prises de sang immunologiques, capable de déceler avec exactitude, cette maladie.

Nous vous invitons à suivre notre programme de santé d'une durée de trois semaines, si vous désirez explorer des solutions efficaces à ce problème.

8
À quoi s'attendre de son entourage

Si vous avez de sérieux problèmes de santé pour lesquels vous avez consulté un médecin, ce dernier a probablement mentionné le manque d'efficacité d'un programme diététique comme le nôtre. La société a été conditionnée par les groupes d'intérêts (compagnies d'alimentation, compagnies pharmaceutiques, associations médicales), à accepter incontestablement les méthodes préconisées par la médecine traditionnelle, comme la seule voie efficace. Ces médecins allopathes apprennent uniquement à administrer des drogues et les chirurgiens, à recommander automatiquement l'opération.

Nous avons adopté une approche globale de la santé et nous utilisons plusieurs méthodes pratiques et éprouvées. Nous évitons en grande partie l'usage de médicaments. Nous croyons sincèrement qu'un aliment nutritif est le meilleur remède. Les herbes peuvent aussi servir à l'occasion. Nous avons trouvé que l'effet de synergie des drogues prescrites s'avère le problème le plus dangereux auquel nos invités ont à faire face. Certaines combinaisons de drogues prescrites peuvent avoir des conséquences fatales. En présence de certaines maladies, nous employons occasionnellement des drogues. Les infections parasitaires en sont un exemple.

Nous rencontrons quelquefois des gens sceptiques, critiques et même hostiles face à notre programme. Notre expérience nous a permis de constater qu'il n'est jamais sage de tenter de convaincre des gens ouvertement opposés à notre approche diététique de la guérison. La plupart ne sont pas prêts à abandonner leur nourriture ethnique, leurs dépendances, leur style de vie ou leur foi absolue dans la médecine traditionnelle. L'individu qui pratique notre diète et qui déborde de santé incarne la preuve la plus impressionnante de l'efficacité de notre programme.

Voici le déroulement général du processus de désintoxication. 60 % des déchets accumulés s'élimineront durant les sept premiers jours de votre programme. La guérison et la régénération complète du corps nécessitent, par contre, plusieurs années. Elles se divisent par étapes de sept ans. Les sept premières années permettront la restauration complète du corps selon les phases suivantes :

Du 1er jour au 18e mois	Purification du système digestif ; élimination des dépôts majeurs de gras et de calcaire.
Du 18e mois à 2 ans	Purification du tissu profond et des articulations.
De 2 ans à 5 ans	Assainissement des structures osseuses, du cartilage et poursuite de la purification des articulations.
De 5½ ans à 6½ ans	Repositionnement et renouvellement des organes.
De 6½ ans à 7 ans	Purification des tissus du cerveau et du système neurologique.

Des réactions à la purification peuvent survenir avec l'élimination progressive des déchets. Vous vous sentirez cependant de mieux en mieux, avec le passage des ans. L'intelligence cellulaire du corps explique pourquoi chaque partie est affectée par l'ensemble. Lorsqu'une partie du corps se renouvelle, une intégrité de plus en plus grande apparaît, à l'intérieur de l'être tout entier.

Le corps émotionnel est purifié et raffiné pendant le deuxième cycle de sept ans. Le troisième cycle de sept ans apporte une compréhension universelle améliorée.

9
Individualiser le programme

Une des erreurs commises par un professeur ou un responsable de groupe, lorsqu'il transmet des informations et des conseils, est de devenir trop zélé et de faire des déclarations générales, donnant ainsi l'impression qu'il n'existe qu'une façon de procéder.

À l'Institut Hippocrate, nous sommes tombés dans ces mêmes pièges. Nous avons exagéré de façon inconsciente, l'efficacité ou la justesse d'un programme non individualisé. Depuis plusieurs années déjà, nous abordons chaque cas avec un esprit plus ouvert. L'unicité de chaque individu est un des bienfaits de la nature. Toute personne qui décide de renouveler sa santé a ses propres besoins. Nous ne devrions pas négliger ou déprécier un cas particulier, car nos concepts et nos expériences diffèrent. Pour administrer le bon remède, un choix approprié, parmi un vaste éventail, est préférable au dogmatisme des recettes toutes faites.

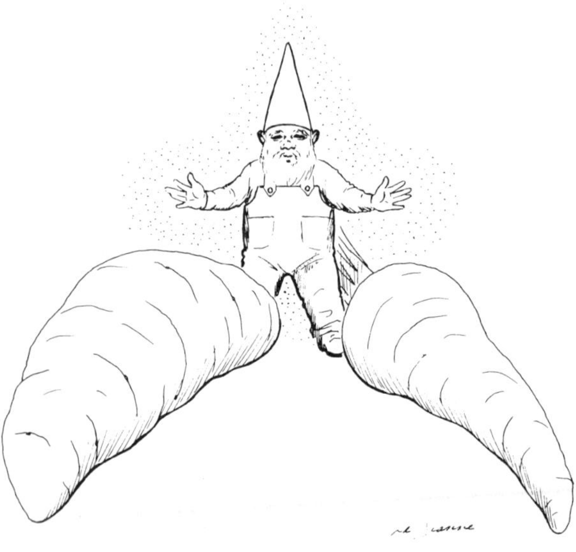

Nous avons donc modifié notre position. Nous réalisons que les médicaments, la chirurgie ou la radiothérapie, bien que moins souhaitables, peuvent s'avérer utiles dans certains cas. Il est cependant nécessaire d'envisager de tels recours avec beaucoup de prudence.

Plusieurs personnes qui lisent ce livre ou qui s'inscrivent à notre programme de rencontres de santé suivent la diète classique, composée de viandes, de volailles, de poissons et de plusieurs aliments modifiés chimiquement. Même si nous sommes les premiers à reconnaître qu'une telle diète ne donne pas la vie, nous sommes aussi conscients des attachements psychologiques des gens à leurs vieilles habitudes alimentaires. Dans la majorité des cas, et en l'absence d'une situation critique, une transition lente, à un rythme régulier, est indiquée. La diète idéale n'est pas nécessairement la même pour tous, mais il est évident que tous les produits d'origine animale, les sucres granulés, les farines raffinées, les gras, les huiles et les excès de protéines devraient être éliminés. Une bonne façon de procéder consiste à tracer un plan de six mois, pour atteindre votre but. Vous devez commencer par éliminer vos dépendances à la caféine, au sucre, au tabac, à l'alcool et aux drogues. La seule « mauvaise » habitude à laquelle vous vous accrochez est toujours la plus dommageable. Vos choix éclairés vous propulseront à un niveau élevé de bien-être.

Le « soulagement instantané » est une anomalie. Il ne règle jamais rien. Dépendre d'une pilule pour soulager la douleur a été l'approche de l'Occident, comme méthode d'automédication. Le bon sens commande que nous trouvions la cause de nos problèmes et que nous l'éliminions efficacement et en toute sécurité. La première étape consiste habituellement à désintoxiquer le corps avec une diète nutritive et purificatrice. Il ne s'agit pas ici d'un processus rapide. Cela ressemble davantage aux changements de saison : une approche graduelle, durable et définitive qui changera incontestablement votre vie et votre relation avec autrui. Vous pouvez vous attendre à devenir une personne plus douce, plus sympathique et plus compréhensive, au fur et à mesure que votre santé émotionnelle et que votre santé physique seront simultanément rétablies.

Vos mauvaises habitudes alimentaires, vos traits de caractère profondément ancrés et votre esprit amoindri sont de piètres compagnons, au tout début du processus de rétablissement. La certitude que votre régénération a commencé apparaît lorsque de saines habitudes alimentaires, une meilleure estime de vous-même, un esprit éclairé et la joie de vivre deviennent vos nouveaux compagnons de route.

Votre obligation personnelle consiste à vous fixer un objectif, à progresser vers lui de façon déterminée, à l'atteindre et à vous en choisir un nouveau, plus élevé, lorsque vous avez presque atteint le précédent. Cette démarche s'applique à tous les domaines de votre vie et ne se limite pas à votre changement d'alimentation. Progresser est le principe de base qui régit la vie.

Les membres de longue date de notre organisation savent que le *Hippocrates Health Institute* n'a jamais appuyé ou encouragé l'usage de suppléments ou de vitamines comme compléments diététiques. Nous croyons plutôt qu'une variété d'aliments entiers, non modifiés et crus, sont intrinsèquement supérieurs, ont une composition plus équilibrée et que l'organisme peut les absorber complètement. Notre vaste expérience, nos recherches et notre pratique nous ont cependant amenés à recommander certains suppléments, sous forme d'enzymes.

Au cours des trois dernières années, nos recherches expérimentales sur l'utilisation des enzymes nous ont démontré qu'elles aident énormément à améliorer la digestion et l'assimilation. Elles accélèrent aussi le rétablissement et la guérison. Également, nous recommandons, sans équivoque, certains aliments complets, sous forme d'algues bleu vert et unicellulaires. Ces deux variétés sont efficaces. Aucune plante croissant à la surface de la terre ne reproduit les éléments nutritifs et les minéraux que contiennent les algues.

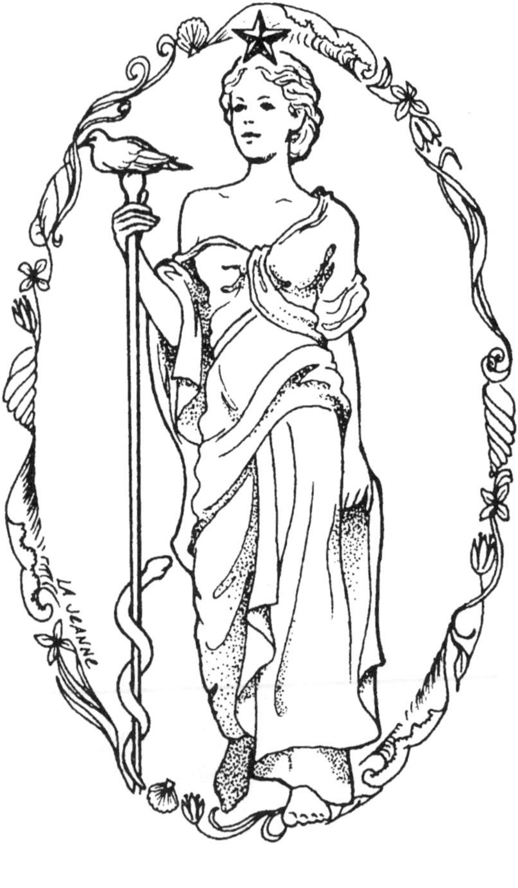
LA JEANNE

CONCLUSION

Ce livre vous donne un aperçu précis de notre approche sur une multitude d'aspects différents. Nous avons embrassé la totalité de la vie. Le résultat nous amène à apprécier la vie et la santé avec enthousiasme. Nos méthodes ne sont pas complexes : elles s'inspirent des dynamiques inhérentes à la vie.

Plutôt que de terminer avec un sommaire répétitif, nous préférons énumérer certaines affirmations qui sauront provoquer votre réflexion et vous guideront peut-être vers le chemin de la santé véritable.

L'alimentation

- Boire du café s'avère une dépendance néfaste et non une habitude inoffensive.

- L'alcool est un des produits les plus nuisibles, non réglementé par nos gouvernements.

- La pousse de tournesol constitue un aliment protéique presque parfait.

- Combiner ensemble des amidons et des protéines crée un composé sulfurique dans le corps.

- Le beurre d'arachide a été reconnu cancérigène, à cause de la moisissure, appelée aflatoxine, souvent présente sur les noix.

- Si vous devez utiliser une substance sucrée, le stevia et le sirop d'érable sont les plus naturels et les moins néfastes. Puisque tout sucre fatigue le pancréas, nous recommandons d'en faire un usage modéré.

- La caféine est une drogue dangereuse, au même titre que la cocaïne, l'héroïne et la morphine. Responsable de l'affaiblissement du système nerveux, elle cause des irrégularités cardiaques. Elle augmente aussi le risque de développer un cancer du pancréas.

- Le jus extrait de fraises fraîches aide à éliminer les dépôts graisseux des muscles et à rétablir l'élasticité de la peau.

- Les pois chiches germés et, ensuite, légèrement cuits selon votre goût, sont nutritifs et ne causent pas la formation de gaz. Un bon choix dans toute diète de transition.

- Le persil, le cresson et les asperges sont des aliments que vous pouvez obtenir de n'importe quel magasin d'alimentation, car les pesticides utilisés pour leur culture sont moins nocifs que la plupart des autres.

- Les légumes de la famille des morelles comme le piment, la tomate, la pomme de terre et l'aubergine ne devraient pas être cuits.

- Le bore, présent en quantité abondante dans les légumineuses, les fruits et les légumes, peut être un facteur clé dans la prévention de l'ostéoporose.

- Il y a plusieurs milliards d'années, les algues bleu vert furent à l'origine de la production d'oxygène dans notre atmosphère. Ces algues, avec leur mémoire cellulaire, aident nos cellules à se souvenir de leur parfait fonctionnement.

- Le réjuvelac faisait anciennement partie de la diète Hippocrate. Il a dû être éliminé, car certaines études ont démontré qu'il favorisait la croissance de bactéries nocives, annulant ainsi l'action positive des bonnes bactéries. Des plaintes de plus en plus nombreuses sur l'inconfort qu'il causait, nous ont amenés à prendre la décision de retirer cette boisson fermentée de notre programme. Nous recommandons maintenant l'eau distillée pour remplacer le réjuvelac dans les recettes.

Le corps

- Dans un corps intoxiqué, des acides toxiques s'accumulent dans le sang et causent l'érosion des articulations.
- Mangez seulement lorsque vous avez réellement faim. Manger sous l'influence d'émotions comme la colère, l'anxiété ou la peur contribue à la constipation.
- Pour travailler normalement, le corps doit être stimulé à chaque jour par l'exercice physique, l'air frais et le soleil.
- Le corps se régénère complètement à l'intérieur d'une période de sept ans.
- Plus que jamais auparavant, l'hérédité joue un rôle actif dans la maladie, à cause de l'exposition de nos systèmes à une destruction importante, depuis les dernières décennies.
- Il est important de prendre un bain, au minimum, une fois à toutes les vingt-quatre heures. L'utilisation occasionnelle de saunas, de bains de vapeur ou de bains à remous s'avère une excellente façon de vraiment nettoyer le corps.
- Se nourrir d'une alimentation vivante, complètement crue, amène généralement une perte de poids. Des études ont démontré qu'un corps mince fonctionne plus efficacement et offre une plus grande résistance aux dangers environnementaux et alimentaires.

- L'individu se nourrissant principalement d'aliments vivants doit faire des exercices qui favorisent la résistance des muscles pour en développer la force et améliorer son activité cardio-vasculaire ainsi que son endurance.

Le mental

- Continuez toujours à apprendre. Gardez un esprit ouvert et une pensée flexible. Ne devenez jamais un « *je-sais-tout* ».
- Préparez votre nourriture avec amour et reconnaissance.
- Lorsque l'ego prend trop d'importance, cela pourrait se comparer à l'image d'un chien agité par sa queue, plutôt que l'inverse.
- Voyez avec les yeux du coeur et vous serez libre.
- La spiritualité ne consiste pas en un lot de règlements et de lois servant à nous limiter ou à nous restreindre. C'est, en réalité, la totalité de notre potentiel infini.
- Le succès se crée, se construit et s'entretient par la connaissance, la cohérence et la foi.
- Il existe des preuves irréfutables que chaque partie du corps est affectée par la pensée.
- Le sexisme, le racisme et les préjugés ont pour origine un manque de connaissances, d'informations et d'estime de soi.

L'environnement

- Portez si possible uniquement des fibres naturelles comme le coton, la toile de lin et la soie. Les tissus fabriqués synthétiquement peuvent dégager des vapeurs toxiques pendant plus de dix ans.

- Le processus utilisé pour tondre les moutons est souvent cruel et exploiteur. Faites preuve de discernement lorsque vous choisissez vos vêtements de laine.

- Plus de 90 % des habitants de notre planète souffrent de malnutrition. Un monde végétarien assurerait une quantité de nourriture et une alimentation amplement suffisantes pour tous.

- Les vapeurs toxiques qui s'échappent lorsque vous faites le plein d'essence, imprègnent vos vêtements et sont par la suite relâchées dans l'air de votre domicile. Certaines stations-service ont placé des écriteaux, suggérant de vous tenir à distance et de tourner votre visage lorsque vous faites le plein.

- Prendre quelques repas à un comptoir de restauration rapide peut signifier la destruction d'une partie de nos forêts tropicales.

- L'amiante, le radon, les fils à haute tension, les vapeurs émises par les plastiques et les fibres synthétiques bombardent nos systèmes cellulaire et immunitaire.
- La pollution par le bruit dérange même la personne la plus équilibrée. Il est impératif de relaxer et de bien se reposer à chaque jour.
- Le stress est souvent perçu comme un ensemble de facteurs externes qui nous affectent. Une image de soi améliorée créera la confiance personnelle nécessaire pour faire face efficacement à n'importe quelle situation stressante.
- L'*American Cancer Society* prévoit un taux de mortalité annuel d'un million de personnes si l'on n'apporte pas les solutions et les modifications nécessaires pour résoudre les problèmes causés par la pollution de l'environnement et par les aliments chimiquement contaminés.
- Ne dormez que dans des draps 100 % coton. Les draps de soie sont sains, eux aussi. Votre peau respire et elle est affectée par tout ce qu'elle touche. Les produits chimiques contenus dans les tissus de polyester sont toxiques. Ils émettent des vapeurs néfastes au système respiratoire.

Le programme Hippocrate offre des « vacances-santé » incomparables

Vous êtes cordialement invité à participer à notre programme éducatif résidentiel. Vous pourrez y apprendre comment intégrer ce style de vie à votre routine quotidienne. Depuis trente ans, des gens provenant de partout à travers le monde, viennent passer un temps précieux avec nous. Ils ont ainsi acquis l'éducation et la motivation nécessaires pour changer leurs habitudes alimentaires néfastes. La durée habituelle de notre programme est de vingt et un jours. Il est cependant possible d'organiser des visites de plus ou moins longue durée. Si vous désirez des renseignements supplémentaires, veuillez communiquer avec notre responsable des réservations.

HIPPOCRATES HEALTH INSTITUTE
1443 Palmdale Court
West Palm Beach, Florida 33411
U.S.A.
(407) 471-8876

Agent au Québec :
Monica Péloquin, relations publiques
La cité
3550, rue Jeanne-Mance, apt. 315
Montréal (Québec) H2X 3P7
Tél. : (514) 288-0449

Programme pour l'éducateur de la santé

Notre programme pour l'éducateur de la santé est considéré comme l'un des plus complets, des plus avancés et des plus holistiques présentement disponibles à travers le monde. Il a été conçu pour encourager les objectifs de carrière de l'étudiant, dans le domaine de la santé. Le rythme est accéléré et les instructeurs sont exigeants, mais l'effort en vaut bien la peine.

L'anatomie et la psychologie, la science de l'alimentation vivante, les cours d'exercices de structuration, le jardinage organique, la santé du côlon, l'iridologie, le développement d'habiletés pour les affaires et la communication ainsi que la préparation des aliments vivants constituent quelques-uns des sujets abordés, tout au long de cette formation d'une durée de huit semaines. Communiquez avec nous pour obtenir tous les détails sur cette expérience de la santé.

(Veuillez noter que la durée de ce programme, les dates d'inscription et les frais d'inscription sont sujets à des changements sans préavis.)

Équipement nécessaire pour adapter ce programme chez soi

Il existe un certain nombre d'articles culinaires indispensables à la personne désirant incorporer ce programme d'alimentation vivante à sa routine quotidienne. Certains, comme les fournitures pour la germination, sont passablement économiques. D'autres, comme les extracteurs à jus, les appareils à déshydrater et à germination automatique, sont plus dispendieux. Voici maintenant la liste des articles et appareils essentiels. L'équipement optionnel est fortement recommandé. Vous pouvez les obtenir à l'Institut. Sur demande, nous vous ferons parvenir une liste de prix.

- Extracteur à jus d'herbe de blé, manuel ou électrique
- Extracteur à jus pour les légumes et les fruits
- Équipement pour la germination (jarres, sacs, graines et moustiquaire)

- Équipement pour la plantation (plateaux, graines)
- Appareil à germination automatique (optionnel)
- Mélangeur électrique
- Robot de cuisine (optionnel)
- Distillateur pour la maison
- Filtres à eau pour la maison
- Filtreur d'eau portatif pour les voyages (optionnel)
- Appareil à déshydrater
- Sacs pour les lavements, avec cathéter et seringue pour l'implantation de jus d'herbe de blé
- Planche coussinée inclinée pour le corps (optionnel)
- Moulin électrique pour les graines (optionnel)
- Brosse pour la peau, en fibres végétales

BIBLIOGRAPHIE

INTRODUCTION

1. Robbins, John, *Diet For A New America*, Walpole, NH : Stillpoint Publishing, 1987. Édition en français : *Se nourrir sans faire souffrir*, Montréal, Éditions Stanké, 1990.

CHAPITRE 1

1. Kulvinskas, Viktoras, *Survival into the 21st Century*, Woodstock Valley, CT/Fairfield, IA : 21st Century Publications, 1975.

2. Cousens, Gabriel, *Spiritual Nutrition and the Rainbow Diet*, Boulder, CO : Cassandra Press, 1986. Édition en français : *Nutrition spirituelle et alimentation arc-en-ciel*, Genève, Éditions Soleil, 1989.

3. Kouchakoff, Paul, « The Influence of Cooking on the Blood Formula of Man », Proceedings : First International Congress of Micro-Biology, Paris, 1930.

4. Howell, Edward, *Food Enzymes for Health and Longevity*, Woodstock Valley, CT : Omangod Press, 1946.

CHAPITRE 2

1. Wigmore, Ann, *Hippocrates Live Food Program*, Boston, MA : Hippocrates Press, 1984.

CHAPITRE 4

1. Kime, Zane R., *Sunlight*, Penryn, CA : World Health Publications, 1980.

2. VDT News, vol. III, no 4, July/Aug. 1986.

Table des matières

Imprimé au Canada

Imprimeries
Transcontinental inc.
DIVISION MÉTROLITHO